科学就医与常见疾病

百问百答

KEXUE JIUYI YU
CHANGJIAN JIBING
BAIWEN BAIDA

主审 黎志宏 柴湘平
主编 龚红辉 张 燕 段绍斌

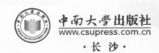

中南大学出版社
www.csupress.com.cn
·长沙·

图书在版编目（CIP）数据

科学就医与常见疾病百问百答／龚红辉，张燕，
段绍斌主编. —长沙：中南大学出版社，2023.11
ISBN 978-7-5487-5409-1

Ⅰ．①科… Ⅱ．①龚… ②张… ③段… Ⅲ．①疾病—
诊疗—问题解答 Ⅳ．①R4-44

中国国家版本馆 CIP 数据核字（2023）第 108944 号

科学就医与常见疾病百问百答
KEXUE JIUYI YU CHANGJIAN JIBING BAIWEN BAIDA

龚红辉　张燕　段绍斌　主编

□责任编辑	李　娴	
□责任印制	唐　曦	
□出版发行	中南大学出版社	
	社址：长沙市麓山南路	邮编：410083
	发行科电话：0731-88876770	传真：0731-88710482
□印　　装	广东虎彩云印刷有限公司	

□开　本	710 mm×1000 mm 1/16	□印张 13.75	□字数 238 千字
□版　次	2023 年 11 月第 1 版	□印次 2023 年 11 月第 1 次印刷	
□书　号	ISBN 978-7-5487-5409-1		
□定　价	88.00 元		

编委会

序 言

生命至上，人民至上，健康至上。

近年来，我国医疗事业获得了长足的发展，人民群众的健康水平也有了显著提升。但是不可否认的是，随着我国进入快速老龄化的阶段，疾病谱也正在发生深刻的变化，各种疾病，尤其是慢性疾病开始成为困扰人们身体和心理健康的公共卫生问题，其患病率与死亡率的不断提升，不仅威胁群众的健康生命安全，而且给患者个人、家庭、社会乃至国家的卫生资源造成极大的负担，健康服务供给总体不足与需求不断增长之间的矛盾日益突出。

疾病管理和科学就医在有效利用医疗资源、促进人类健康、改善生活质量等方面具有重要意义，也是实现健康中国战略的基本要求。但我国群众疾病管理和科学就医素养亟待提高，一是群众对各种疾病认知不足，健康管理意识和行为欠缺，疾病知晓率、治疗率、控制率较低。二是群众对科学就医的认知有限，无效就医、反复就医的情况时有发生，侧面强化了"看病难、看病贵"的体验。因此，如何提高群众科学就医素养和疾病管理水平，是亟待解决的公共问题。

习近平总书记在党的二十大报告中指出，"把保障人民健康放在优先发展的战略位置，完善人民健康促进政策"。中南大学湘雅二医院组织编写《科学就医与常见疾病百问百答》一书，既是响应党和国家政策，促进健康教育普及和健康中国建设，也是满足群众的需求和期盼，以实际行动解决群众最急最忧最盼的紧迫问题。

我相信，该书的出版和发行，对提升群众科学就医素养，促进群众健康水平提升具有重要意义！

2023 年 3 月

前 言

FOREWORD

随着我国经济社会快速发展、人口老龄化程度不断加深、饮食结构发生变化，慢性病由于其发病率、死亡率高，知晓率、控制率低和疾病经济负担重等特点，已成为威胁我国人民群众生命健康的重要公共卫生问题。

本书聚焦常见疾病知识和科学就医知识，旨在让群众提升健康管理水平，合理利用医疗卫生资源。全书以问答形式呈现，文字简明扼要，通俗易懂，非常适合普通群众阅读。全书分两篇，共15章，共计247个问题。其中，第一篇为科学就医问与答，分为6章，包括如何选择合适的医院、如何挂对科室、如何选择合适的医师、如何跟医师有效沟通、如何规范做好检验检查、如何在互联网医院就诊；第二篇为各系统常见疾病知识问与答，分为9章，包括呼吸系统疾病、循环系统疾病、消化系统疾病、泌尿系统疾病、内分泌系统疾病、神经系统疾病、运动系统疾病、生殖系统疾病、免疫系统疾病等九大系统常见疾病知识。

本书的编写团队长期从事临床一线、管理等工作，在编写过程中，编写团队以医学专业教材为基础，查阅相关文献，进行深入调研，结合了国内知名专家的指导与部分群众的建议，力求做到新颖、科学、实用。如有不当之处，敬请广大读者批评指正。

编　者

2023 年 3 月

目 录
CONTENTS

第二篇　各系统常见疾病知识问与答

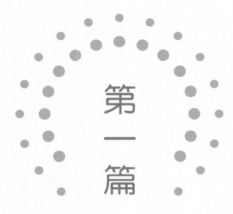

第
一
篇

科学就医问与答

导　读

　　"家有病人"，如何就医，是每一位民众随时可能面临的问题。医院按照等级分为三级，二级与三级医院尤其是三级综合性医院专科分类细，专科特色和专家特长各有不同，就医流程较为复杂。如果能根据自己的疾病症状和轻重缓急，选择合适的医院、找到正确的专科、找准专业方向与自己病症相符合的医师，那么就能及时有效治疗疾病，避免不必要的时间、金钱和医疗资源的浪费，不会产生"看病难、看病贵"的就医体验；如果在就诊时能跟医师有效沟通，全面、清晰地陈述病情，适时提出自己的疑惑，那么就有利于医师正确判断，针对性地检验检查，同时自己对疾病也有清楚的认知；如果掌握了相关检验检查注意事项，规范做好检验检查，那么就有助于医师准确诊断，避免漏诊和误诊，同时可以指导医师制定合理的治疗方案；如果了解互联网医院就诊事项，那么"足不出户"就可获得优质医疗服务。

　　如何科学就医，是每一位民众应当掌握的基本常识。本篇主要介绍科学就医知识，包括如何选择合适的医院、科室、医师及如何跟医师有效沟通、如何规范做好检验检查、如何在互联网医院就诊，旨在帮助大家树立科学就医意识，合理利用医疗卫生资源，科学选择正规且适合自己病情的医院，及时得到精准诊疗，维护自身权益与健康。

第一章　如何选择合适的医院

> ▶ **1.医院的分级有哪些?**

医院分级是在国家卫生部门的指导下,根据医院的规模、大小、人员配备、硬件设施、科研能力等来划分的。依照现行《医院分级管理标准》的规定,我国医院经过评审分为三级:

一级医院:直接为辖区提供医疗、预防、康复、保健综合服务的基层医院,是初级卫生保健机构,如农村乡镇卫生院、城市街道社区医院。医师一般为全科医师,医院职能主要是对人民群众提供一级预防,并进行多发病、常见病的管理,对疑难重症做好正确转诊,合理分流患者。

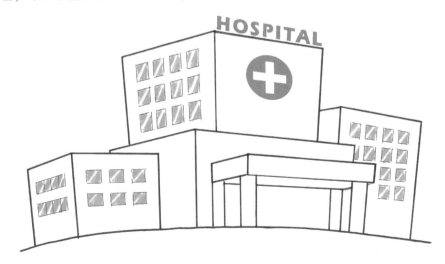

二级医院：跨几个社区提供医疗卫生服务的地区性医院，是地区性医疗预防的技术中心，如一般市、县医院，省会城市、直辖市的区级医院和相当规模的厂矿、企事业单位的职工医院。其主要职能是提供医疗护理、预防保健和康复服务，参与指导对高危人群的监测，接受一级医院转诊，指导一级医院的业务，进行一定程度的教学和科研。

三级医院：跨地区、省、市以及向全国范围提供医疗卫生服务的医院，是具有全面医疗、教学、科研能力的医疗预防技术中心，如全国、省、市直属的大医院及医学院的附属医院。主要职能是提供全面、连续的医疗护理、预防保健、康复服务和高水平的专科医疗服务，解决危重疑难病症，接受二级医院转诊，对下级医院进行指导和培训，并承担教学、科研任务。

▶ 2. 就诊时如何选择合适的医院？

快节奏的时代，患者在就诊时总是以方便、习惯为主，有的患者习惯就诊于同一家医院，而有的患者只要有不舒服就去三级医院，导致患者医疗成本增加，三级医院人满为患。建议在选择医院时，从以下几个方面综合选择最为合适的医院：

（1）患者疾病严重程度。病情较轻、疾病康复治疗阶段的患者可优先选择社区医院、乡镇卫生院等一级医院，不用去大医院；病因不明、久治不愈、生活受累程度高的患者，建议去大医院，如三甲医院就诊，病情稳定后可向一级医院或二级医院转诊；无法判断自己疾病情况的患者，可以在一级医院首诊，确定病情后，再根据病情严重程度决定是否向二级医院或三级医院转诊。

（2）医院综合特征。①医院声誉：医院声誉越好，说明综合水平越高，社会认可度越高；②专科特色：大多数医院都有特色专科，有擅长某专业领域的名医，可提前查询清楚，根据患者疾病情况来选择医院和专科医师；③医疗仪器设备：医疗设备越先进、越齐全，代表医院的硬实力越强；④医务人员综合素质：医务人员业务能力越强，服务态度越好，反映医院的医疗质量越高。

（3）就医成本。门诊检查费、治疗费、药费及住院费等都是就医成本，在不影响治疗的情况下，就医成本越低，越适合患者就诊，所以，就诊首选医保定点医院，报销比例较高，个人负担部分相对较少。

▶ 3. 去医院看病要做哪些准备？

凡事做好准备则事半功倍，去医院看病也是一样，准备得充足与否将直接影响到就诊的效率与体验。要做到不打无准备之仗，动身之前带好相关证件及资料。

（1）相关证件要带全。身份证、社保卡、医保卡要带好，就诊报销必不可少。医院实行实名制就诊，患者需按照要求带好身份证或社保卡；报销时必须凭社保卡或身份证证明参保人身份，并将报销记录录入个人医保账户；社保卡或医保卡可用于患者支付医疗费用。另外，需要办出

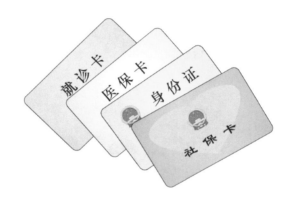

国相关业务的患者，如出国打印新冠核酸检测证明，就诊时需要携带护照。

（2）准备好既往病历资料。就诊时需向医师提供既往病历资料，包括既往病历本、化验报告、影像学资料、病理报告等，方便医师全面了解患者病情，制定更为精准的治疗方案。

（3）准备好就诊卡。目前，大多数医院可凭身份证或社保卡等有效证件就诊，但仍有部分医院使用实体就诊卡就诊。首次来医院就诊的患者可提前通过医院官网或公众号了解就诊是否需要办理实体就诊卡，如需办理，应按医院规定办好实体就诊卡，已提前预约挂号的患者可凭虚拟就诊卡号换取实体就诊卡。

（4）做好出行计划。确认医院具体位置，或者用手机导航，选择最便捷的出行方式，合理安排时间，然后按照挂号预约的时间段到达医院就诊。

▶ 4. 在医院看病时有哪些注意事项？

医院患者多、病种多样、医院地形复杂，"号贩子""医托"等不法分子常在医院周边活动，使得交叉感染和上当受骗等风险增加。为了自身和他人的健康安全，维护良好的公共就医环境，在医院看病时应注意以下几个方面：

（1）实名制就诊。所有医院均实行实名制就诊。实名就诊有利于患者获得精准治疗，有利于维护患者合法权益及医保的监管。身份证号码是每个公民唯一的、终生不变的身份代码，患者在填写挂号信息时身份证号码要正确，挂号信息与患者本人信息一致。

（2）养成良好的卫生习惯。医院人员复杂，病菌多，就诊时需正确佩戴口罩，注意洗手消毒，咳嗽时应用纸巾掩住口鼻，传染病流行期间保持安全距离。

（3）提防"号贩子"和"医托"。在医院周边，尤其是大型综合医院周边，常有"号贩子"和"医托"活动，如果发现对你特别热情引导就医的人，要小心甄别，避免上当受骗。

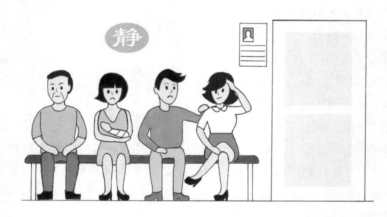

（4）文明就诊。在医院就诊时，保持安静，切勿大声喧哗，保持安静文明的就医环境。

（5）注意医院的标识。医院分科较细、结构复杂，患者就诊时应注意医院的相关标识，以便自己尽快地找到诊室或检查室。有些医院有院内导航，用手机导航可直接到达目的地。老年患者进入医院后也可向导诊咨询清楚，方便就诊。

▶ 5. 如何防范"医托"？

"医托"是指出没于正规大医院，利用患者求医心切、人生地不熟、节约医疗费用等心态，引诱欺骗患者到非正规医院接受治疗，获取非法所得的骗子。去医院看病时一定要增强防范意识，远离"医托"。

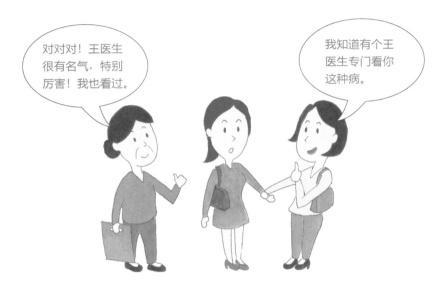

（1）坚定去正规医院就诊的决心。患者就诊时要选择正规医院，就医安全才能得到保证。"医托"经常活动在正规医院附近，花言巧语诓骗患者，尤其是诓骗外地患者到非正规医院就诊，并诱导患者缴纳高额费用。患者来院就诊时要坚定，不盲目相信并跟随"热心人"去往陌生医院，谨防受骗。

（2）警惕"好心人"。"医托"一般聚集在医院周边人流量大的地方，他们时刻观察，看见有挂不上号的患者就热情地上前"帮忙"，利用患者急切看病的心理，哄骗患者到非正规医疗机构就诊。来院就诊时，一定要提高警惕，小心"医托"，一旦受骗，不仅损失钱财，还可能耽误病情。

（3）及时脱身并报警。是否已被"医托"带入，可仔细甄别，如带去的诊所比较偏僻、就诊环境差、患者少、做什么都有人跟着等，医师看诊感觉很敷衍、药费远远高于正常价格等。发现问题立即停止就诊，可以拨打报警电话，追回钱财损失。

▶ 6. 如何甄别虚假医疗广告？

随着信息化的高速发展，网络、电视、报纸充斥着大量的医疗信息广告，左右着百姓就医就诊的判断。其中也不乏夸大其词、误导欺骗患者的虚假医疗广告，使患者不仅造成经济上的损失，甚至可能延误治疗，加重病情。一般而言，虚假广告有以下几个特征：

（1）宣传"专家坐诊"。有的医疗广告宣称有特别大牌的"专家"坐诊，治愈了无数"患者"。此类宣传极可能是虚假信息，夸大所谓"专家"的职称级别和业务能力。

（2）宣传有"特效"。有的医疗广告宣传"百分百能治愈""对什么病都有效"等。此类宣传极可能是虚假信息，夸大药物效果。

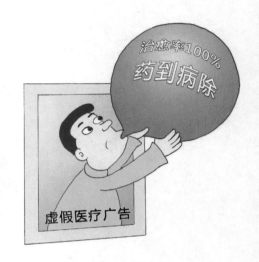

（3）宣传"免费治疗"。有的医疗广告宣传"免费治疗""买一送一""无效退款"等，此类宣传极可能是虚假信息，夸大治疗效果。

民众应通过正规医院官网或公众号查询相关医疗信息，仔细辨别真假医疗广告，维护自身合法权益。

第二章　如何挂对科室

▶ **1. 该去门诊还是急诊？**

门诊主要接诊慢性疾病、生命体征平稳的患者，如：

（1）内科疾病患者。慢性胃炎、糖尿病、高血脂、高血压、冠心病、骨质疏松、甲亢、感冒、帕金森病、尿毒症、类风湿关节炎等。

（2）外科疾病患者。甲状腺结节、乳腺结节、胆囊结石、尿路结石、腰椎间盘突出、胸骨及颅骨畸形、腱鞘炎等。

（3）妇产科疾病患者。月经不调、妇科炎症、子宫肌瘤、子宫内膜异位症、宫颈病变、多囊卵巢综合征、妊娠期并发症、不孕症等。

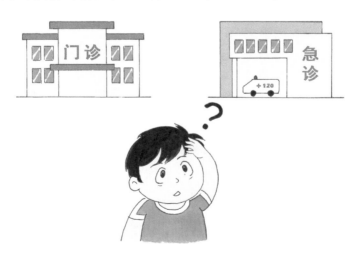

（4）儿科疾病患者。14 岁及以下小儿的支气管炎、肺炎、肾炎、肠炎、贫血、遗尿、癫痫、性早熟、矮小症等。

（5）传染科疾病患者。甲型肝炎、乙型肝炎、流感、艾滋病、猩红热、伤寒、寄生虫感染、麻疹、百日咳、出血热、菌痢、霍乱等。

（6）其他疾病患者。痤疮、带状疱疹、银屑病、青光眼、白内障、近视、口腔溃疡、腮腺肿瘤、鼾症、鼻炎、抑郁症、焦虑症、自闭症、双相情感障碍等。

急诊主要处理危及生命、生命体征不稳定的患者，如：

（1）急性创伤患者。重症创伤、急性颅脑损伤、骨折、烧伤、脱臼等。

（2）急性疼痛患者。急性阑尾炎、胃十二指肠穿孔、肠梗阻、急性胆囊炎等严重急腹症和急性心肌梗死、主动脉夹层、急性肺栓塞、气胸等。

（3）急危重症孕产妇。胎盘早剥、羊水栓塞、子痫、子宫破裂、先兆流产等。

（4）大出血患者。消化道大出血、大咯血等。

（5）严重呼吸困难患者。气管异物、急性支气管哮喘、急性心力衰竭等。

（6）中毒患者。农药中毒、食物中毒、药物中毒、毒虫毒蛇咬伤等。

（7）其他急性病症患者。急性缺血性脑卒中、严重腹泻、休克、高热惊厥、急性心律不齐等。

▶ 2. 紧急情况下，如何拨打120？

"120"是全国统一的急救号码。当突发紧急情况需要立即救治时，应当迅速拨打120。在拨打120时，需要注意以下几个方面：

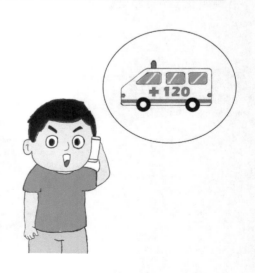

（1）拨打120急救电话时，切勿惊慌，保持冷静，讲话清晰，尽量用普通话，等120调度人员询问完毕后方可挂机。

（2）准确、清楚地描述患者症状或伤情，以便于120工作人员根据病情指派合适的医师及车辆。

（3）讲清楚地点，如门牌号、楼层等，同时要说出附近的一些标志性的建筑，以便尽快找到患者。

（4）留下自己的姓名和电话号码，保持电话畅通，以便联系。

（5）应尽量派人提前接救护车，等车地点应该选择路口、公交车站、大的建筑物等有明显标志处，清除道路障碍，见到救护车时主动挥手接应。

3. 怎样预约挂号?

预约挂号是指患者通过网络、现场及电话等途径，提前选择就诊医院、就诊科室、就诊医师及就诊时间的一种门诊挂号方式。对患者来说，预约挂号有利于患者合理安排时间，有效缩短排队等候时间，降低就医成本；对医院来说，预约挂号有利于科学安排门诊医师出诊，维持良好诊疗秩序，提高医院管理效能。预约挂号主要分为以下几种方式：

（1）网络预约。可以通过医院官网、医院公众号、第三方平台等途径预约挂号。

（2）现场预约。可以通过医院自助机、诊间及窗口预约挂号。

（3）电话预约。可以通过医院预约电话专线、第三方预约电话专线及114预约挂号。

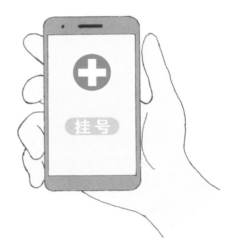

患者可根据自己的情况选择合适的预约挂号方式，不会操作智能手机的老年患者可选择电话预约或者现场预约，也可让家人代替预约。预约挂号前，应了解所就诊医院的预约挂号方式、预约挂号流程、预约挂号规则、医院放号时间及预约周期等，以便顺利完成预约挂号。预约挂号时要特别注意准确填写电话号码，当患者检验检查出现危急值或医师紧急停改诊时，患者能及时收到医院通知。

以某大型三级医院为例，预约挂号流程如下：

门诊预约挂号流程

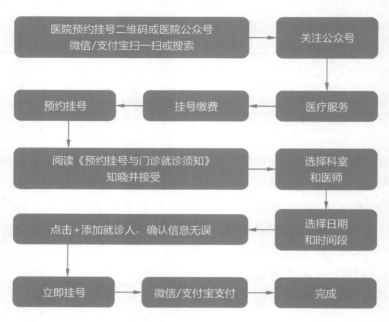

▶ 4. 选择哪个专科就诊？

每一种疾病在发病前都会表现出某些先兆预警信号，随着疾病的进展，患者会出现某些不适症状。如何根据自己的疾病症状就诊正确的专科，是不少患者面临的一个难题。掌握以下知识，可以轻松解决专科选择问题。

（1）发热

发热伴咳嗽、咳痰、鼻塞、打喷嚏→建议就诊呼吸内科

发热伴牙痛、牙龈肿痛→建议就诊口腔科

发热伴有关节痛、皮疹→建议就诊风湿免疫科

发热伴咽痛、扁桃体肿大→建议就诊耳鼻喉科

发热伴恶心呕吐、腹痛、腹泻→建议就诊消化内科

不明原因的发热→建议就诊发热门诊

以发热、干咳、乏力为主，伴鼻塞、咽痛、流涕、肌痛、结膜炎、腹泻及嗅觉、味觉丧失或减退→建议就诊发热门诊

（2）头痛

搏动性头痛伴肢体无力、麻木、抽搐→建议就诊神经内科

一侧或两侧搏动性头痛，可伴恶心呕吐、心悸→建议就诊神经内科

头痛发生于头部外伤后，伴熊猫眼、颈项强直→建议就诊急诊科

血压升高时出现头痛→建议就诊心血管内科

头痛伴眼周围及眶上方疼痛、视力障碍→建议就诊眼科

头痛常与头部水平转动密切相关，伴头晕和手臂麻木→建议就诊脊柱外科

头痛伴流脓性鼻涕，听力减退或耳部流脓性液体→建议就诊耳鼻喉科

（3）眩晕

眩晕伴头痛、短暂意识丧失、抽搐、耳鸣、视力下降→建议就诊神经内科

眩晕伴耳鸣、听力下降、眼球震颤、面色苍白、恶心呕吐→建议就诊耳鼻喉科

眩晕伴心慌、心前区疼痛→建议就诊心血管内科

长期处于精神紧张以及焦虑的状态造成的头昏、乏力、头皮发麻等，在情绪平稳后减轻→建议就诊精神科

眩晕伴乏力、疲劳、面色及指尖等皮肤苍白→建议就诊血液内科

（4）胸痛

突发持续剧烈的疼痛，伴血压升高、后背痛、面色苍白、四肢皮肤湿冷→建议就诊急诊科

胸痛伴咳嗽、咳痰、呼吸困难→建议就诊呼吸内科

撕裂样胸部疼痛、剧烈咳嗽伴呼吸困难→建议就诊急诊科

胸痛明显，在咳嗽、深呼吸或体位转动时加剧，伴开放性损伤、胸部畸形→建议就诊急诊科

心前区持续压榨性疼痛或憋闷感，伴心悸、气促、烦躁、乏力→建议就诊心血管内科，重者前往急诊科就诊

胸骨部位疼痛，进食时发作或加剧，伴吞咽困难→建议就诊消化内科

（5）心悸

心悸伴胸闷气促、头晕乏力、四肢水肿、血压异常→建议就诊心血管内科

心悸伴心前区不适、端坐呼吸、疲劳乏力、头晕→建议就诊心血管内科

患者处于更年期，除心悸外，无其他症状→建议就诊妇科

心悸与情绪有关，伴失眠、乏力、头晕→建议就诊精神科

心悸伴消瘦、多饮、多食、多汗→建议就诊代谢内分泌科

（6）咳嗽

单纯咳嗽或咳嗽为主要症状→建议就诊呼吸内科

咳嗽伴咳痰、呼吸困难、胸闷、胸痛→建议就诊呼吸内科

刺激性干咳伴咳血、不发热，需手术治疗→建议就诊胸外科

持续性干咳，伴反酸、嗳气、腹胀→建议就诊消化内科

咳嗽伴声音嘶哑、咽喉部不适→建议就诊耳鼻喉科

咳嗽伴心悸、胸闷、胸痛→建议就诊心血管内科

（7）呼吸困难

呼吸困难伴咳嗽、咳痰→建议就诊呼吸内科

发作性呼吸困难伴哮鸣音→建议就诊呼吸内科

呼吸困难伴眼睑下垂、声嘶、四肢乏力及吞咽困难，晨轻暮重→建议就诊神经内科

急性发作，用药后无法缓解的呼吸困难→建议就诊急诊科

呼吸困难伴声嘶、咽喉肿痛、吞咽困难→建议就诊耳鼻喉科

呼吸困难伴心慌、心前区疼痛、下肢水肿→建议就诊心血管内科

呼吸困难伴胃部反酸、呕吐、口臭→建议就诊消化内科

（8）吞咽困难

吞咽困难伴胸痛、哮喘、呼吸困难→建议就诊胸外科

进行性吞咽困难伴胸骨后异物感、上腹部烧灼刺痛感、声嘶、体重减轻→建议就诊胸外科

吞咽困难伴异物梗阻感，反酸、烧心、吞咽疼痛、咳嗽→建议就诊消化内科

吞咽困难伴胃灼热、反酸、吞咽痛、发热及胸痛→建议就诊消化内科

吞咽困难伴咀嚼无力、饮水呛咳、上睑下垂及抬头困难→建议就诊神经内科

吞咽困难伴抑郁、焦虑，无器质性疾病，可正常进食→建议就诊精神科

（9）恶心与呕吐

恶心呕吐伴反酸、腹泻→建议就诊消化内科

恶心呕吐伴中上腹部疼痛和反酸，规律发作，呕吐后缓解→建议就诊消化内科

恶心呕吐伴黄疸、腹胀及乏力→建议就诊肝病专科或消化内科

恶心呕吐反复发作，伴腹痛、腹胀及肛门停止排气排便→建议就诊胃肠外科

已婚育龄妇女晨起呕吐且停经→建议就诊妇产科

恶心呕吐伴头痛、高热、颈项强直→建议就诊神经内科

（10）腰背痛

长期久坐，弯腰时加剧的腰痛伴下肢麻木→建议就诊脊柱外科

腰痛伴坐骨神经痛、下肢冷感、麻木、间歇性跛行，卧床休息可缓解→建议就诊脊柱外科

腰部酸痛、钝痛，休息或伸腰时缓解，劳动后加重→建议就诊脊柱外科

下腰腹痛伴下小腹坠胀感、月经异常、痛经、白带过多→建议就诊妇科

背痛伴咳嗽、咳痰，疼痛感常在深呼吸时加重→建议就诊呼吸内科

剧烈腰背痛伴血尿→建议就诊泌尿外科

腰背痛伴反酸、嗳气及上腹部胀痛→建议就诊消化内科

（11）腹痛

慢性腹痛伴反酸、腹泻→建议就诊消化内科

上腹部疼痛，后转移至右下腹部、寒战、高热、腹泻→建议就诊胃肠外科

既往有糖尿病史，腹痛伴多尿、呕吐、呼出气体中有烂苹果味→建议就诊代谢内分泌科

既往有冠心病史，腹痛伴胸闷、胸痛、血压升高→建议就诊心血管内科

暴饮暴食后右腹痛，伴恶心、呕吐、发热→建议就诊肝胆外科

有闭经史或在行经期的女性患者出现腹痛伴发热→建议就诊妇产科

（12）腹泻

慢性腹泻→建议就诊消化内科

慢性腹泻伴腹痛、明显消瘦、四肢乏力、贫血及腹部肿块→建议就诊胃肠外科

慢性腹泻，解暗红色或果酱样大便，伴腹痛、腹胀→建议就诊感染科

既往有血液病史，腹泻伴皮疹或皮下瘀点、瘀斑→建议就诊血液内科

腹泻伴关节痛或关节肿胀→建议就诊风湿免疫科

（13）黄疸

黄疸伴腹痛、发热、白陶土样便、皮肤瘙痒→建议就诊肝胆外科

黄疸伴右上腹剧烈疼痛、寒战高热→建议就诊肝胆外科

长期服用药物，出现黄疸，伴尿色浓茶样、食欲减退→建议就诊消化内科

黄疸伴右上腹钝痛、发热、乏力、腹胀、大便稀薄→建议就诊感染科

黄疸伴贫血、腰背四肢酸痛、乏力、酱油色尿、寒战、高热及呕吐→建议就诊血液内科

（14）便血

排便时或排便后出鲜红血、肛门肿块脱垂→建议就诊胃肠外科

排黑便，伴食欲减退、腹胀、腹痛、皮肤有蜘蛛痣及肝掌→建议就诊消化内科

脓血样便，伴疫水接触史、肝脾肿大、慢性腹泻→建议就诊感染科

便血伴有皮下出血、瘀点瘀斑→建议就诊血液内科

老年患者排腥臭味黏液脓血便，粪便表面有凹痕伴里急后重、腹泻便秘交替→建议就诊肿瘤科

（15）便秘

反复便秘与腹泻交替，伴腹痛→建议就诊消化内科

因不规律排便、食量少、纤维摄入量不足，饮水少及缺乏体育锻炼，随之生活环境改变或精神紧张出现→建议就诊消化内科

便秘伴排便困难、肛门阻塞感→建议就诊胃肠外科

便秘伴肠绞痛、腹胀、恶心呕吐、肛门停止排气排便→建议就诊胃肠外科

（16）排尿困难

排尿困难伴排尿间断且时间延长、射尿无力、尿流变细→建议就诊泌尿外科

排尿困难伴尿道口溢血、尿外渗、下腹及会阴部肿胀及皮下瘀斑→建议就诊泌尿外科

排尿困难伴血尿、皮肤黏膜出血，有血液疾病史→建议就诊血液内科

（17）小便异常

血尿伴尿频、尿急、尿痛、高热、寒战→建议就诊肾病内科

血尿伴排尿困难、尿不尽、尿流呈点滴状及排尿疼痛→建议就诊泌尿外科

血尿伴有皮肤黏膜等部位出血→建议就诊血液内科

尿频、尿急与尿痛伴有尿流突然中断→建议就诊泌尿外科

少尿伴肾绞痛，血尿、低热、恶心及呕吐→建议就诊泌尿外科

少尿伴心悸、气促、胸闷不能平卧→建议就诊心血管内科

男性患者少尿或无尿，并伴有排尿困难→建议就诊泌尿外科

多尿伴有烦躁、极度口渴、大量饮水→建议就诊肾病内科

多尿伴口渴、多饮、头痛、头晕，出现肌无力、周期性瘫痪、肢端麻木及呼吸、吞咽困难→建议就诊代谢内分泌科

无器质性疾病，因精神心理方面不断喝水，导致多尿→建议就诊精神科

（18）关节痛

剧烈运动后出现关节痛，伴关节肿胀、皮下淤血及青紫、关节活动受限→建议就诊骨科

全身小关节对称性疼痛，伴晨僵及关节畸形、关节表面皮肤红肿、紧张、发亮、局部皮肤蝶形红斑→建议就诊风湿免疫科

关节痛伴皮下出血，形成暗红色斑点，按压不褪色→建议就诊血液内科

老年人全身骨关节痛，伴乏力、腰背痛，跌倒易骨折→建议就诊代谢内分泌科

（19）水肿

水肿最先见于足、踝部等部位，伴轻度蛋白尿及体循环淤血的其他表现，如颈静脉怒张，既往有心脏病史→建议就诊心血管内科

下肢水肿，按压后的凹陷不回弹，既往有肾脏病史→建议就诊肾病内科

小腿肿胀伴疼痛、烧灼感，皮下血管呈"蚯蚓"样改变→建议就诊血管外科

局部水肿伴患处皮温升高、皮肤红肿痛→建议就诊皮肤科

妇女妊娠后，水肿伴有蛋白尿、高血压→建议就诊产科

（20）消瘦

消瘦伴低热、恶心、呕吐、食欲缺乏、腹泻、腹痛→建议就诊消化内科

消瘦伴低热、盗汗、咳嗽、咯血、呼吸困难→建议就诊呼吸内科

消瘦伴关节痛、皮疹、脱发、肌痛、口腔溃疡及雷诺现象→建议就诊风湿免疫科

消瘦伴多饮、多食、多尿→建议就诊代谢内分泌科

妊娠期妇女因严重呕吐所致消瘦→建议就诊产科

消瘦伴有情绪低落、思维缓慢、食欲不振及睡眠障碍→建议就诊精神科

（21）肥胖

肥胖伴溢乳、闭经→建议就诊代谢内分泌科

肥胖伴有饮水、进食、睡眠及智力精神障碍→建议就诊代谢内分泌科

肥胖伴有性欲减退、闭经不孕的女性患者→建议就诊妇产科

（22）皮肤黏膜出血

因鼻黏膜损伤等造成鼻出血→建议就诊耳鼻喉科

皮肤黏膜出血伴贫血、发热、胸骨压痛→建议就诊血液内科

自小有受伤后流血不止，伴关节肿痛且畸形→建议就诊血液内科

紫癜伴有广泛性出血，如牙龈出血、鼻出血、血尿、黑便→建议就诊血液内科

▶ 5. 儿童如何选择科室就诊？

医学界普遍认为，14岁及以下为儿童，其中新生儿为从出生时脐带结扎至满28天的婴儿。医院虽然设有儿科，但其实并不是所有的儿童疾病都可看儿科，有时候要选择其他的专科。

（1）儿童看内科方面疾病时，首诊儿科，其中新生儿首诊新生儿科。

（2）儿童看外科方面疾病时，首诊小儿外科，部分医院没有小儿外科，也可根据部位挂外科专科门诊。

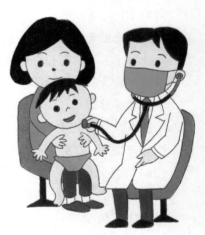

（3）儿童骨骼方面疾病，与成人一样，根据部位选择科室，如肋骨骨折首诊胸外科，四肢骨折首诊骨科。

（4）五官科、皮肤科、妇科方面疾病一般没有年龄的区分，儿童可与成人一样挂号就诊。

▶ 6. 哪些病适合看中医？

目前，西医模式是我国各级医院的主导模式，但传统医学（中医）在某些方面仍有其独特优势，群众可根据自身具体情况适当选择看中医。

中医擅长通过平衡气血阴阳调节各种紊乱，改变人体环境祛除邪气，及早

干预预防慢性病，调补虚实提高生活质量。所以，中医在脾胃病、部分呼吸道疾病、过敏性疾病、妇科疾病、各种病因不明的综合征、多系统复杂慢性病、晚期恶性肿瘤等疾病的治疗上优势显著。以下情况适合看中医科：

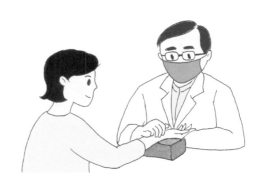

（1）患者自觉不适，但经各种检查仍未发现阳性体征者，如出虚汗。

（2）各种手术、放化疗后及平时需调养身体者。

（3）部分内科疾病，如慢性胃炎、腹泻、感冒及各种虚症等。

（4）外科疾病的康复，如脚踝扭伤的针灸、艾灸等。

（5）部分妇科疾病，如月经不调、痛经等。

（6）部分儿科疾病，如反复感冒、哮喘、厌食等。

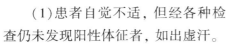

▶ 7. 什么情况下要进行 MDT 诊疗？

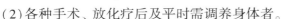

多学科联合诊疗（Multi-disciplinary team，MDT）是指针对某一系统或器官疾病，通过定期、定时、定址的会议，依托多学科专家团队，经过多学科协作讨论，制定最合理的规范化、个体化、连续性的治疗方案。以下两种人群可开展 MDT 诊疗：

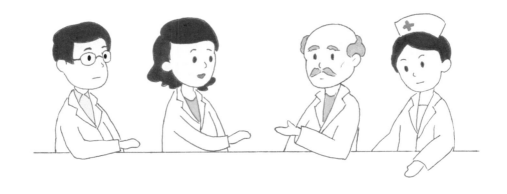

（1）确诊困难者：诊疗过程中，病因复杂未明、诊断难以统一的患者。如患者已就诊两个以上专科或在一个专科就诊三次以上尚不能明确诊断的疾病，可组织开展 MDT 诊疗。

（2）治疗困难者：疾病发生率极低，医治难度较大的患者；持续治疗过程中，病情变化的患者；恶性肿瘤患者。如罕见疾病，现尚无明确的治疗方案；诊断明确，但病情恶化，需要多学科协作治疗的疾病，如晚期癌症转移至胸部、头颈部等部位，相关专科医师需联合胸外科、头颈外科、肿瘤科、放射科等科室专家协同诊治，可进行 MDT 诊疗。

与传统的诊疗模式相比，MDT 诊疗诊断更为精确、治疗更为规范、疗效提升更快速。对于患者而言，MDT 诊疗不仅可以缩短诊治时间，降低诊疗费用，而且可以改善预后，患者生存获益。

第三章　如何选择合适的医师

▶ 1. 医师的专业技术职称有哪些？

医师的专业技术职称从低到高分别是：住院医师、主治医师、副主任医师、主任医师。

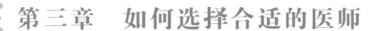

（1）住院医师。住院医师属于初级职称，相当于教学科研体系中的助教，需要经过一定时间的专业培训，达到住院医师规范化培训的要求。

（2）主治医师。主治医师属于中级职称，相当于教学科研体系中的讲师，需要具备一定的理论实践经验，尤其是常见病、多发病的诊疗，并且熟练掌握本专业的技术操作。

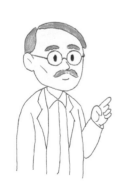

（3）副主任医师。副主任医师为副高级职称，相当于教学科研体系中的副教授。要求在达到一定工作年限的基础上，精通本专业理论技术，具有较丰富的临床经验，并满足教学、科研工作的相关要求。

（4）主任医师。主任医师为高级职称，相当于教学科研体系中的教授。要求在达到一定工作年限的基础上，精通本专业理论技术，具有丰富的临床工作经验，能够解决本专业的复杂疑难问题，并满足教学、科研工作的相关要求。

▶ 2. 就诊前如何选择医师?

去医院看病的时候,很多患者会陷入选择医师的纠结:到底是找主任医师还是主治医师?到底是挂专家号还是普通号?其实选择医师并不是职称越高越好,年龄越大越好,而是应根据自己的病情选择适合自己的医师。

(1)不要盲目选择专家。很多患者在就医时,盲目选择挂专家号,这是一个误区。因为对于初诊患者,即使是知名大专家,也做不到一眼就作出诊断,还是需要做一些必要的辅助检查。

(2)要选择专业主攻方向与疾病对口的医师。每个医师都有自己擅长的专业方向,预约挂号时医师界面会有介绍,患者在预约挂号前应先了解医师的专业主攻方向,对照自己的病情,然后再选择对口的医师。

(3)常见疾病选择普通医师。出诊门诊的医师均具有一定的临床经验,且经过规范化培训后才能上岗。一般常见疾病,普通医师可以诊治。专家号一号难求,常见问题首诊也看专家号浪费医疗资源。

(4)疑难复杂疾病及罕见疾病选择专家。多次就医后无法确诊或治疗效果欠佳,可考虑挂专家号,专家临床经验丰富,更利于诊断与治疗。

(5)根据检查时间选择医师。可能需要行空腹检查的患者,如消化道疾病患者建议尽量选择上午的医师,方便当日上午即可检查,节约时间。

▶ 3. 什么时候需要更换医师?

需要长期随访的患者,如无特殊情况,建议固定医师。固定同一个医师看诊,对医师来说,能对患者的情况了如指掌,有利于随时调整治疗方案;对患者来说,固定同一个医师也会相对熟悉,减轻对医院与疾病的恐惧,心情放松,更有利于恢复。但是,不是所有的患者都建议固定医师,以下几种情况可以考虑更换医师:

(1)治疗效果不佳。患者在经过医师的治疗后,效果不明显,患者症状没有得到改善。此时,患者可考虑更换医师。

(2)患者病情变化。患者得到治疗后,病情得到控制,可视情况更换医师,如患者异地求医,病情得到恢复,可转回本地就医时,需要更换医师;反之,患者病情加重时，需异地就医或转科室时，需要更换医师。

（3）多病并存或病情恶化。患者在治疗后发现多病并存或疾病恶化，治疗方向超出主治医师主攻方向，可根据医师建议选择更换专业更为对口的医师。

（4）医师近期无门诊。医师会根据自身情况以及医院安排去下乡、支援等，医师不在医院坐诊时，患者可根据疾病情况选择其他医师复诊。

▶ 4. 专科门诊、亚专科门诊、专病门诊有什么不同？该如何选择？

综合医院分科较细，设置有专科门诊、亚专科门诊和专病门诊。了解三者之间的区别与关联，有利于患者选择合适的医师。

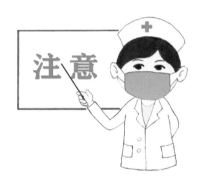

（1）专科门诊。专科门诊是治疗某类疾病的门诊，如胃肠外科、消化内科，它包括亚专科门诊和专病门诊。在不确定具体是哪种疾病时，可在专科门诊里了解医师专业信息，选择专科门诊医师。

（2）亚专科门诊。亚专科门诊是指在专科的基础上进一步细分，如小儿呼吸内科、小儿心血管内科等亚专科。可以确定是哪个专科的疾病，并且能对于症状进一步区分，可以在亚专科门诊里知晓医师专业信息，如 14 岁以下小孩咳嗽咳痰等症状，就可选择在儿科门诊里更为对症的小儿呼吸内科医师。

（3）专病门诊。专病门诊是根据特定的疾病或症状所划分的门诊，它是在亚专科的基础上再一次细分，如哮喘专病门诊、高血压专病门诊。患者已经确诊，想选择主攻这一疾病的医师，得到更好的治疗，可以在专病门诊里查看医师专业信息，如哮喘患者可直接选择哮喘专病门诊医师。患者"按病索医、对症挂号"，使得诊疗更精准、方便，更具专业性和针对性。

第四章　如何跟医师有效沟通

▶ 1. 就诊时如何与医师交谈？

医患之间有效的沟通交谈能够事半功倍，不仅有利于医师快速了解患者的病情，作出准确的判断，制定出合理的诊疗方案，也可节约患者和医师的时间，提升就医体验。

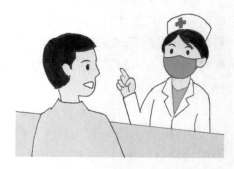

在与医师交谈时，一定要注意学会听和说。首先要会听。要思路跟着医师走，仔细听清楚医师的问题，问什么答什么，不要随意打断医师。医师的问题都是有目的性、有针对性的，如没有理解或有疑问，可在医师问完后再提出。其次要会说。一是说清楚，准确清楚地讲述自己的主要症状和症状持续时间、有无相关诱因、有无相关加重或缓解因素等；二是说重点，挑病情的主要症状、既往病史、吃过什么药、有无相关疾病的家族史等重要的信息说；三是说实话，不要因为要面子或出于隐私考虑而隐瞒病情，也不要为了引起医师重视而夸大自己的症状，要实话实说，实事求是。

▶ 2. 就诊时如何配合医师？

作为患者，应信任医师、配合医师，让其尽快找到症结所在并制定治疗方案，而事先做好准备，可有效提高就诊效率，得到更好的诊治效果。

（1）带好既往病历资料。无论是在定点医院随诊的患者，还是更换了医师和医院的患者，都需要带好自己的相关病历去看诊，以便医师了解病情。

（2）如实回答医师问题。患者如果在医师提问时没把关键信息说清，可能会导致医师对病情判断失误，做出不恰当的治疗，甚至可能造成误诊漏诊。良好的医疗效果建立在医患互信和合作基础上，患者一定要配合诊疗，本着对自己健康负责的态度，千万不要对医师有所隐瞒。

（3）主动向医师提问。可提前了解疑似疾病，准备好相关问题，以便看诊时向医师了解疾病相关情况，避免"看了跟没看一样"的情况。

（4）配合医师做必要的检查。为了正确的诊断与治疗，需要患者配合做相关必要的检查，以便确诊与治疗。

▶ 3. 就诊时如何陈述病史？

病史是医师诊断疾病最重要的依据之一，在向医师陈述病史时，要讲清楚这三个方面。

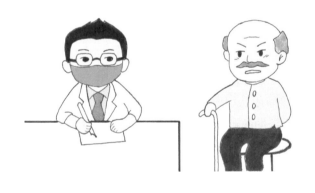

（1）现病史。将病症发生的时间、原因或诱因、有哪些不舒服的症状、曾做过哪些检查、得出过什么诊断、采用过何种治疗措施、服用过什么药物、效果如何、从发病到就诊的病变过程等如实告诉医师。

（2）既往病史。指迄今为止的疾病史和健康状况，比如以前得过什么病，有没有药物过敏史，预防接种的情况如何，有没有外伤手术史，女性的月经、怀孕、生产、流产状况等都是需要向医师说明的。

（3）家族病史。指家中父母、兄弟、姐妹、子女等的健康状况，有没有类似的疾病或其他遗传病、传染病等。

4. 特殊患者就诊，如何陈述病情？

像小儿、听障人士、智障、痴呆等自己很难陈述病情和完成就诊过程的特殊患者，应由家人或主要照顾者陪同就诊。作为患者的"代言人"，陪同者向医师陈述患者的病情时应做到以下三点：

（1）要熟悉。陪同者必须是跟患者一起生活，熟悉患者生活习惯，了解患者病史的人。这样才能讲清楚患者得病的过程、发病的时间、精神状态以及饮食、睡眠、排便情况等。

（2）要客观。只讲发生的客观事实，对医师提出的问题，知道的就回答，不知道的不要勉强，更不能讲自己的主观臆测和想法。

（3）要准确。比如说"腹痛1小时"或"间断发热2天"，而不是"从外婆家回来就肚子疼"。说"腹泻了3次"而不是"好几次"或"每次换尿不湿都有"。

5. 就诊时如何向医师说"痛"？

疼痛是一种主观感觉，可以涉及身体的多个部位，是很多疾病的症状。具有疼痛症状的患者在给医师描述自己的病情的时候，要针对疼痛详细描述，帮助医师了解自己的情况，作出初步的判断。

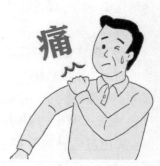

（1）疼痛部位。首先应该向医师描述疼痛的部位，不同部位的疼痛，预示着不同的疾病。最简单的办法就是用手指着疼痛的部位给医师看。

（2）疼痛程度。着重描述疼痛的程度，疼痛是否明显、间歇疼痛还是持续疼痛、是否影响正常生活与休息。

（3）疼痛性质。用词语来形容疼痛，如酸痛、胀痛、隐痛、绞痛、钝痛、刺痛、烧灼样疼痛、压迫样疼痛、放射性疼痛、蚁走样疼痛等。

（4）疼痛诱发原因。疼痛的诱发原因很多，比如说运动、疾病、喝酒、情绪变化、失眠、季节变化等，这个要点要向医师仔细地描述。

（5）疼痛伴随症状。有的时候疼痛并不是唯一的症状，还会出现一些其他的症状，这些症状也要一并地向医师仔细描述，帮助医师作判断。

（6）疼痛病史和治疗史。在给医师描述自己疼痛问题的时候，还要说清自己以前的疼痛病史，便于医师综合判断，如果有家族疾病的要如实地告知。另外自己曾经用什么样的方法来缓解疼痛，曾经采取什么样的治疗也要告诉医师。

▶ 6. 就诊时如何向医师诉说"难言之隐"？

涉及性和个人隐私的一些疾病，如性病、男科与妇科方面的疾病让人羞于启齿，不好意思在医师面前说出来，患者可以采用以下这些与医师交流的小技巧：

（1）以写代说。把病情写在纸条上或在手机上打字给医师看，这样就可以简单明了地说明病情，避免不知如何开口的尴尬。

（2）以问代说。首先用疑问咨询的语气问些与病情相关的问题，比如，性病如何治疗，下身起疱疹要做哪些检查等，引起医师的注意，自然而然地将话题引入到自己的病情上面。

（3）直奔主题。与其遮遮掩掩，扭扭捏捏，不如痛快一点，直入话题。不要害羞或害怕提出个人隐私的敏感问题，医师都有专业素养和从业准则，不会泄露患者隐私，患者可放心大胆地诉说自己的病情，接受医师专业的诊治。

▶ 7. 就诊时可向医师提出哪些方面的问题？

医师每天要接诊多名患者，为了能在有限的时间内医患沟通更加充分、高效，患者可在就诊前准备好问题清单。

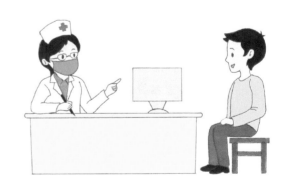

（1）自己得的是什么病？现在是什么程度？

（2）病因是什么？跟生活习惯有关吗？

（3）这病可能会导致什么样的后果？

（4）开的这些检查都有什么作用？有哪些注意事项？

（5）开的这些药都有什么作用？如何服药以及有哪些禁忌？

（6）还有其他治疗方案吗？

（7）生活中有哪些注意事项？

▶ 8. 就诊时有哪些禁忌?

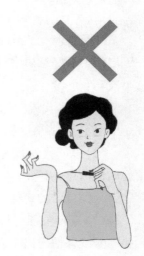

在就诊过程中需要注意一些细节，否则容易影响医师对病情的正确判断，进而影响治疗方案的制订和诊治的效果。所以，为了患者更好地就诊，医师更好地看诊，患者就诊时应注意以下几个方面，以便和医师更好配合，早日去除病痛。

（1）避免"网上说""别人说"。选择了医师，就要对医师充分地信任，如果无根据地质疑医师的医术，怀疑医师的医德，就不能很好地执行医嘱，延误治疗，影响诊治效果。

（2）避免隐瞒病情或者毫无准备。个别患者可能会隐瞒传染类或其他关键病史，影响医师的判断，甚至误诊；部分患者就医时毫无准备，医师问诊时，不停推翻自己的话，如医师问"有咳嗽吗"，患者最开始说没有，过一会儿又说有，一会儿又说算是没有。患者就诊前应做好相应准备，如在纸条上写下自己的主要症状、相关病史等，这样可以提高就诊效率与诊疗质量。

（3）就诊忌化妆。尽量不要化妆、做指甲，将自己最真实的面貌展现给医师，方便医师看诊。如白化病，医师需要看白化范围，尽量不要化妆遮盖白化部位。

（4）就诊忌言语和行为粗暴。看诊时严禁言语粗暴、行为粗野，医患双方应相互尊重，建立良好的医患关系。

（5）老年人就诊忌无家属陪同。一般情况下，老年人就诊时一名家属陪同为宜。医院里经常会出现老年人独自就诊的情况，不利于老年患者的生命安全和疾病诊治。有些老年人基础疾病较多，来医院途中和就诊过程中易发生突发状况，如无家属陪同，突发状况不能及时发现、妥善处理。另外，如老年人没有家属陪同，可能无法顺利完成就诊，或就诊后仍无法准确了解自己的病情，不遵医嘱服药，不利于疾病治疗与康复。

第五章　如何规范做好检验检查

▶ 1. 血液检验有哪些注意事项？

血液检验是最常用的检验方法之一，其目的在于了解人体的健康状况，为临床诊断提供依据，协助观察治疗效果以及判断疾病预后。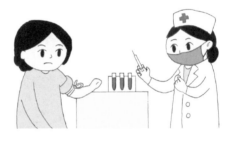

采血前一天应清淡饮食，忌咖啡、酒和油腻、过咸、太甜的食物，血脂检验前三天避免食用高脂肪食物；常规生化检验时一般要求在早晨空腹安静时采血，采血前一天晚餐后禁食，并清洁好皮肤，以免造成穿刺点感染；采血前避免剧烈运动，选择宽松舒适的衣服。

采血时放松心情，采血结束后用无菌棉签按压穿刺点 3~5 分钟，直至不出血即可。可自行准备一些零食，当采血后出现晕针、低血糖等情况时备用。

▶ 2. 尿液检验有哪些注意事项？

尿液检验主要用于泌尿生殖系统疾病、代谢性疾病、肝胆疾病等的诊断、治疗及健康普查。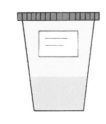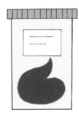

尿液标本采集之前避免使用抗菌药物。验尿前一晚勿大量饮水、喝浓茶、咖啡或含糖高的饮品。收集尿液应使用干燥清洁容器，最好采用清晨起床的第一次晨尿，取中段尿 10 毫升，婴幼儿不少于 1 毫升，标本采集后须在 2 小时内送检；尿液标本必须新鲜清洁，女性应避开月经期，不能混入阴道分泌物、精液、粪便、清洁剂等各种外来物质。

▶ 3. 粪便检验有哪些注意事项？

粪便检验结果可有效评估患者的消化系统功能，为疾病的诊断、治疗提供可靠依据。

粪便标本收集应使用干燥洁净且无吸水性的有盖容器，不得混入尿液、消毒剂及污水等各种外来物质；采样时应选择带脓血黏液或中央部分，若无病理成分，尽量多处采样；取 5~10 克新鲜粪便，盖紧瓶塞，并尽快送检；采集痢疾阿米巴滋养体标本前几天，勿服用钡剂、油质或含金属的泻剂；进行大便隐血试验前 3 天，不可服用铁剂、维生素、肉类和动物血，以免检查中出现假阳性。

▶ 4. 液基薄层细胞学检验有哪些注意事项？

液基薄层细胞学检验（TCT）是目前常用的细胞学诊断技术，为妇科宫颈疾病诊断及分析提供重要依据。

标本采集前 3 天不可有性生活，避免对脱落细胞造成干扰，并禁止阴道镜检查，或使用阴道栓剂等药物治疗阴道疾病；标本采集时应避开月经期；标本采集后有少量出血属正常现象，若出血较多应及时到医院就诊。

▶ 5. 超声检查有哪些注意事项？

超声检查操作灵活简单，辐射小，多用于检测颅脑、胸部、心血管腔、腹部、子宫及其附件等部位的疾病。

肝、胆、胰、腹部等部位行超声检查前一天清淡饮食，避免食用糖类、豆制品等容易胀气的食物，检查前禁食禁水至少 8 小时。如有慢性疾病需要坚持服药，可少量饮水送服。

行腹部脏器超声检查同时如需做胃镜、钡餐、肠镜检查，应先做超声检查，

X 线胃肠造影 3 日后再做超声检查；孕妇行腹部超声检查时，妊娠 3 个月以内者适度憋尿，超过 3 个月者，一般情况不需憋尿。若怀疑孕妇可能有前置胎盘，则需憋尿对胎盘做进一步检查；行膀胱、前列腺、隐睾、盆腔（包括子宫及附件）、下腹部肿块等部位超声检查

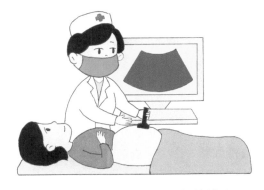

者，检查前 2 小时需饮水 500~800 毫升，且不排尿，待膀胱充盈后方能检查。

▶ 6. X 线检查有哪些注意事项？

X 线检查是常见的一种影像学辅助检查手段，尤其对于运动系统骨骼病变以及口腔疾病的判断，具有非常重要的指导意义。

X 线检查前应去除照射部位的金属制品及塑胶制品，包括带有金属物质的内衣和物品。如金属拉链、眼镜、发夹、耳环、项链、敷料、皮带和钥匙等；检查时应完全遮盖非检查部位（尤其是性腺、甲状腺等），放松心情，主动配合医师，避免延长检查时间，加大 X 线对身体的伤害；X 线具有累积性，短时间内避免反复检查。婴幼儿、儿童、青少年、孕妇及备孕者应慎做 X 线检查。

▶ 7. CT 检查有哪些注意事项？

CT 检查属于高端影像检查，能清晰地观察到人体组织的内部解剖结构，对疾病的诊断和疗效评价具有重要的临床意义。

CT 检查前应去除体表金属异物，包括带有金属物质的内衣和物品，如活动假牙、发夹、耳环、项链、眼镜、皮带和钥匙等；幼儿、神志不清、癫痫等无法平卧 20 分钟配合者，应在医师指导下酌情给予镇静后进行检查，最好有健康家属陪同并穿好防护服；增强 CT 扫描患者，需提前到注射室建立静脉通道并保护好注射部位。腹部增强 CT 需做好肠道准备：①检查前一天，食用流质或半流质饮食（如稀饭、面条、牛奶等）；②检查前禁固体食物 4~6 小时，上午检查禁早餐，下午检查禁午餐，可饮水、果汁、汤或糖水，饥饿或低血糖者可吃巧克

力、糖果；③行上腹部检查前
20 分钟开始喝水，先喝 500 毫
升，可排尿，即将检查时将剩
余的 500 毫升饮用水喝完；
④行下腹部、盆腔、前列腺、
腹膜、输尿管、膀胱检查前最
好排大便一次，检查前 1 小时
开始喝水，每 15 分钟喝
500 毫升，喝完 1500 毫升后等
尿急后（勿排尿）等待检查；
⑤行全腹部增强 CT 检查前确
保饮食清淡，最好排大便一
次，检查前 1 小时开始喝水，

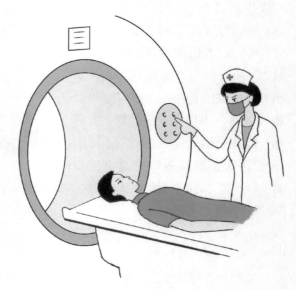

每 15 分钟喝 500 毫升，喝完 1500 毫升后等待检查，即将检查时将剩余的
500 毫升饮用水喝完，确保肠道充盈。

检查时听从工作人员的指导，主动配合医师完成检查，检查过程中如有任
何不适挥手示意工作人员。

增强 CT 扫描后需留观 30 分钟，无不适拔针后方可离开。拔针后用无菌棉
球按压针眼处 5~10 分钟至不出血即可。增强 CT 扫描结束后 24 小时内需多喝
水，多排尿，促进对比剂排出体外。

▶ 8.核磁共振检查有哪些注意事项?

核磁共振检查是目前应用比较多的高端影像检查，对人体没有辐射，图像
的分辨率高，广泛应用于临床。

核磁共振检查前去除金属物品如金属衣物、金属假牙、手表、耳环、戒指
等，及磁性物体如磁卡、手机、磁盘等，以防干扰检查结果和损害携带的物品；
幼儿、神志不清、癫痫等不配合者，应在医师指导下酌情给予镇静后检查，最
好有家属陪同并穿好防护服；行腹部检查前禁食 4 小时，胆囊、盆腔检查前晚
口服造影剂，行盆腔检查者需保留尿液，膀胱充盈。

检查时听从工作人员的指导，主动配合完成检查，如保持体位不动，进行

平静呼吸，勿做吞咽动作，屏气，闭眼等，检查过程中如有任何不适挥手示意工作人员。

▶ 9. PET-CT 检查有哪些注意事项？

PET-CT 检查是目前肿瘤疾病诊断中重要的筛查手段，检查安全无创伤。对比普通的 CT 检查，PET-CT 检查可以更好地发现可疑病变的位置、大小以及是否存在转移等情况，结果更准确。

PET-CT 检查前两周不做放疗、化疗，不使用升白细胞药物；检查前一周不做消化道钡餐及钡灌肠检查；检查前 2 天不喝酒、不做剧烈运动（如长跑、快走等锻炼），保证清淡饮食；检查前需空腹 6 小时。降血压、降血糖、止痛药物不影响检查效果，需服用此类药物的患者可遵照医嘱服药。当日检查前禁止饮用含糖饮料、不输注葡萄糖溶液，可适量饮用白开水。病情危重者应有家属及临床医师陪同，儿童及行动不便者应有家属陪同。患者提前到注射室注射显像剂，注射后在安静、避光的环境下休息 45~60 分钟。检查前去除体表金属异物，包括带有金属物质的内衣和物品，如活动假牙、发夹、耳环、项链、眼镜、皮带和钥匙等。

扫描结束后留观 30 分钟，无不适拔针后方可离开。拔针后用无菌棉球按压针眼处 5~10 分钟至不出血为止。扫描结束后 24 小时内不要接触孕妇、哺乳期妇女和儿童，需多喝水、多排尿，促进显像剂排出体外。

▶ 10. 动态心电图检查有哪些注意事项？

动态心电图检查不同于普通的心电图检查，可以佩戴在身上进行连续记录并编辑分析心脏电活动，不受人的休息及活动影响，对心律失常、冠心病、心脏病预后、病态窦房结综合征及药物疗效的观察等有着重要价值。

动态心电图检查前需擦洗干净胸前皮肤，有胸毛者剃除，贴身穿纯棉衣物；佩戴记录仪期间严禁自行打开，保护好电极及其导联线，不得任意移动；不允许同时进行 CT、MRI、超声、脑电图等有磁场及放射线的所有带电相关检查；佩戴记录仪期间停用手机；看电视距离 3~5 米远；电脑、电动麻将机、电热毯等家电避免使用；严禁洗澡、淋浴及游泳等，以免干扰记录、损坏仪器、影响分析；患者可依据自身情况适量活动，勿剧烈运动，尽量避免上肢的过度活动以防图形干扰。患者需详细记录日志，尤其是出现症状时的情况。

▶ 11. 神经电生理检查有哪些注意事项？

神经电生理检查可以测量并记录人体器官、神经等组织的膜电位改变，其中应用较广泛的是脑电图（EEG）检查和肌电图（EMG）检查。

脑电图检查前一天清洗头发，且不能使用发油等头发护理剂，以免影响记录波形质量；检查前24小时停止服用镇静剂、兴奋剂及其他作用于神经系统的药物，以免检查时形成假象，影响检查结果的判断；检查时不能空腹，宜在饭后3小时内进行。

肌电图检查前清洗干净手、脚，穿舒适宽松衣服；不需空腹；糖尿病或晕针患者若检查过程中有任何不适及时告知；需抽血检查肌酸激酶的患者，应在肌电图检查前抽血，或于肌电图检查2天以后进行肌酸激酶检查；正在服用或注射溴吡斯的明的患者，病情允许下，检查前停药16小时以上；当症状出现2~3周后进行检查，以提高阳性率；高血压、心脏病患者可按医嘱服药后进行检查；复查肌电图的患者，间隔时间需大于1个月；检查期间关掉手机，检查后一天内针眼处保持清洁干燥。

▶ 12. 胃镜检查有哪些注意事项？

胃镜检查主要用于上消化道疾病的诊断和治疗。通过胃镜，不仅可以诊断上消化道病变，还可以对早期胃癌、上消化道良性肿瘤进行微创切除。

（1）检查前需禁食8小时，上午检查者，需早上禁水、禁食；下午检查者，中午禁食，早餐清淡半流质饮食。幽门梗阻患者，检查前2~3天流质饮食，检查前一晚洗胃。常规服用降血压、止痛药物的患者，早晨仍遵照医嘱服药。若服用阿司匹林、华法林等抗凝药需提前告知医师。若3天内做过X线胃肠钡餐造影者，不宜做胃镜。

（2）检查时听从工作人员的指导，主动配合完成检查。

（3）检查后咽喉部麻醉作用未消退，不要吞咽唾液，以免呛咳。待麻醉作用消失后，可少量饮水，如无呛咳可进食。当天以流质、半流质饮食为宜。需要做无痛胃镜检查者必须无咳嗽、咳痰，心、肺、肝、肾功能良好，无消化道梗阻症状。无痛胃镜检查者需有家属陪同，检查后当天不能开车及高空作业。

（4）取活检或夹除息肉后的患者，需禁食2小时，2小时后可以进食温偏凉的半流质饮食（稀饭、面条）。夹取息肉后的患者，忌剧烈运动。检查后咽部可能会有疼痛或异物感，不要用力咳嗽，以免损伤咽喉部黏膜。出现腹痛、腹胀时，可通过按摩促进排气。检查后3天内注意观察有无消化道穿孔、感染、出血等情况，一旦发现立即就诊。

▶ 13. 肠镜检查有哪些注意事项？

肠镜检查主要用于下消化道疾病的诊断和治疗，是筛查结肠癌、直肠癌的重要方法，对肠道基本无损伤。

肠镜检查前的肠道准备包括饮食调整和口服泻药两方面：①饮食调整。检查前一天食用少渣半流质饮食（如稀饭、面条）。禁吃西瓜、火龙果等带籽带颜色食物；禁吃粗粮与坚硬、高纤维食物；禁吃带渣难消化食物。检查前禁食6~8小时；②口服泻药和祛泡剂。除部分禁忌及特殊患者需遵医嘱方案准备外，常规使用和爽加水后配成等渗性溶液，配合二甲硅油乳剂使用后清洁肠道效果很好，且口感适中，患者耐受性好，适用人群较为广泛。

检查时听从工作人员的指导，主动配合完成检查；检查结束后卧床休息，做好肛门清洁。术后3天内少渣饮食。取活检或息肉电切除术后，需绝对卧床休息，避免剧烈运动，3天内进软食，忌生冷硬等刺激食物，禁喝浓茶、烟酒及咖啡，保持大便通畅。检查后若出现持续性腹痛、腹胀、面色苍白或排大量黑便，应及时到医院就诊。

▶ 14. 纤维支气管镜检查有哪些注意事项？

纤维支气管镜（简称纤支镜）检查可直接观察气管及支气管病变，为气管、支气管、肺和胸腔疾病的诊断提供重要依据。

纤维支气管镜检查前4小时禁饮、禁食，若有活动性假牙应先取出。操作时应主动配合医师，若有不适举手示意。检查后2小时内禁饮、禁食，麻醉作用消失后可进食温凉半流质饮食。术后数小时内避免吸烟、谈话和咳嗽，使声带得以休息，以免声音嘶哑和咽喉部疼痛。检查后若持续不停咯血且量较多、胸痛剧烈、出现呼吸困难，立即急诊就诊。

▶ 15. 电子喉镜检查有哪些注意事项？

电子喉镜检查对早期的喉部肿物、异物、炎症、声带麻痹及喉部发声功能障碍的患者可作出明确诊断。

电子喉镜检查前取下活动假牙。有严重心血管疾病、对麻药过敏、过敏体质以及怀孕的患者，在鼻腔上麻药之前告知医师。检查后可能会出现恶心、呕吐或者咳嗽，属正常现象，反应强烈时可以遵医嘱使用对症药物来缓解。行喉镜检查后 1 小时内禁食、禁水，饮食上主要以清淡为宜，避免刺激性食物，不吸烟，不喝酒。声带手术后，两周内尽量不发声。检查后若出现上呼吸道出血的现象，需及时到医院就诊。

▶ 16. 阴道镜检查有哪些注意事项？

阴道镜是妇科内窥镜之一，阴道镜检查主要用于发现宫颈和阴道、外阴组织病变，对于妇科疾病的诊断和治疗起到很大作用。

阴道镜检查前至少 48 小时内不做阴道冲洗、上药和妇科检查，避免性生活。检查时间最好在月经干净后的第 5~10 天进行，这个时间段内，子宫颈口已恢复正常，而且阴道内没有分泌物，可以更清晰地观察和检查。有严重炎症时，需先进行抗炎治疗。白带异常患者，需治疗恢复正常后才能行此项检查；绝经后患者，建议经阴道妇科检查后至少半月才行此项检查。检查时放松心情，配合医师检查。可能会有不适感或少量出血情况。

阴道镜检查后，早中晚用清水清洗外阴，保持外阴干爽清洁，减少活检创面感染的机会；两周内禁止性生活、游泳、泡温泉或盆浴、剧烈活动，以免增加感染和出血的机会；取活检后，使用棉球压迫止血 24 小时后才能取出棉球；阴道会有少许淡黄色分泌物流出，是创面痂皮脱落的渗出液，属于正常现象，一般 7~10 天活检创面修复后会停止流出；一般无出血或少量出血，如出血较多或分泌物颜色改变、气味异常，应立即到医院就诊，以防活检创面痂皮脱落出血或感染。

第六章　如何在互联网医院就诊

▶ 1. 什么是互联网医院?

　　互联网医院是实体医疗机构依托信息技术，提供以复诊、常规咨询和慢病管理为主，集问诊、处方、支付及药物配送等远程医疗服务为一体的虚拟医院，是实体医院的线上辅助平台，它有实体机构作强有力的支撑，线上方便复诊病人，不需要到医院，在网上就可以进行连续医疗服务。

　　近年来，国家针对互联网医院出台了一系列政策，相关政策文件包括《国务院关于积极推进"互联网+"行动的指导意见》(国发〔2015〕40号)、《国务院办公厅关于促进平台经济规范健康发展的指导意见》(国办发〔2019〕38号)、《关于印发互联网诊疗管理办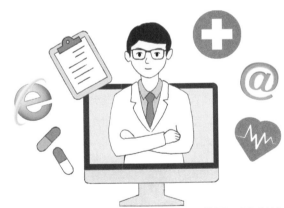法(试行)》等文件。2018年，国务院办公厅印发《关于促进"互联网+医疗健康"发展的意见》，提出允许医疗机构开展部分常见病、慢性病复诊等互联网医疗服务，为"互联网+医疗健康"明确了发展方向。

　　互联网医院是互联网+医疗服务融合的典型代表。

▶ 2. 互联网医院主要有哪几种运行模式?

根据《互联网医院管理办法(试行)》第 2 条的规定,互联网医院有作为实体医疗机构第二名称的互联网医院和依托实体医疗机构独立设置的互联网医院两种类型。因此,实践中有权开展诊疗活动的互联网医院主要有两种运行模式:一种是医院主导型互联网医院,一种是企业平台型互联网医院。

医院主导型互联网医院依托线下实体医院的优势,各个医院根据优势学科开设互联网医院专病专科服务,将更多的优质医疗服务上线。因此,医院主导型互联网医院具有线下医疗资源优势,可以实现专病专科的线上线下无缝对接,打造专病专科绿色通道。

医院主导型互联网医院又分为两种运行模式:

(1)医院自建平台,把部分医师"搬"到网上,进行网上问诊服务。由医院主导,引进软件公司,按照医院需求进行定制研发,自建互联网医院平台,开展网上诊疗。目前公立医院自建平台已经成为各医疗机构建设互联网医院的主要方向。

(2)由医院主导,第三方平台提供技术服务。医院提供诊疗服务(在线问诊、开电子处方),由第三方平台提供技术支持,并提供药品配送。

企业平台型互联网医院中互联网企业是主体,企业可以申报成立互联网医院公司,但必须要有挂靠的实体医院,不限制形式是自建的、收购的,或者合作的。

企业平台型互联网医院也分为两种运行模式:

(1)乌镇互联网医院(仅由一家互联网医院公司构成),由微医集团主导,与地方政府和医院合作,成立公司。

(2)银川互联网医院(是一个互联网医院体系,由多家互联网医院构成),由政府引导审核,互联网企业申请互联网医院,必须在当地注册互联网医院公司。也是目前比较常见的、影响比较广的模式。

企业平台型互联网医院在做好专病专科疾病诊疗服务的基础上,进一步拓展服务内容,包括慢病管理、网售处方药、二次诊疗、私人医师等。它们在流量管理、数据运营、服务优化方面的优势较为突出,能够通过多渠道推广去获取患者和医师流量,同时根据患者和医师的需求进行数据分析、服务创新。

▶ 3. 互联网医院主要有哪些功能？

互联网医院将实体医疗机构的诊疗服务业务向互联网延伸，将传统线下诊疗业务实现互联网化，有效打通线上医疗服务和线下医疗流程，建立覆盖诊前、诊中、诊后的线上线下一体化医疗服务模式。从生态构建、持续发展的角度出发，建设以智慧门诊、线上门诊、线上药房、慢病管理、健康管理、健康宣教、协同医疗、远程医疗为中心的八大业务功能：

（1）智慧门诊。智慧门诊以互联网应用为基础，开展在线建档、智能导诊、智能问诊、预约挂号、院内导航、检查预约、报告查询、电子发票打印、线上自助缴费、自助入院、智能随访等贯穿患者诊前、诊中、诊后全流程的门诊医疗服务。大大改善患者的就诊体验，降低患者的就医成本，缓解患者就医难的问题。

（2）线上门诊。将传统线下门诊搬到线上，患者可随时通过手机进行图文、音频或视频问诊，医师利用碎片时间在线接诊患者，为患者提供线上门诊开立处方、检验、检查、治疗、入院证等业务，患者只需要在手机端完成预约检验检查时间，完成缴费，按时到线下医院完成检查检验，报告生成后自动推送给患者，有效节省患者就医时间成本，进一步提升医院服务价值。

（3）线上药房。线上药房主要提供线上门诊开立处方、云审方、医院特色自制"网红"药品（如维生素 E 霜、尿素乳膏、虎梅颗粒等）的线上开立和邮寄，通过文字、图片或视频的方式与医师进行沟通后，线上完成处方开立和缴费，线上药房完成处方审核和药品邮寄服务，为患者提供无接触式医疗服务。

（4）慢病管理。借助互联网为高血压、糖尿病等慢病患者、手术出院患者、孕产妇、脑卒中康复患者提供健康监测和管理，提供定期线上门诊指导、评估综合医疗服务，为患者复诊提供基础数据的分析，自动生成健康报告。慢性病患者回家后，系统将定期推送疾病相关量表，结合可穿戴设备采集体征数据，直接传递给慢病入组管理的医师。通过连续、综合、个体化的记录，慢性病患者、特别"潜在危重症"患者，系统能及时识别，有利于医师早期干预。

（5）健康管理。借助互联网开展健康管理服务，从检测、评估、干预、监测四大方面对患者健康进行管理，为患者建立健康档案，提供健康自评服务。通过在线完成相关的自评测试，定期对患者健康状况进行评估，系统自动完成评分评级生成报告，并提供相对应的专家教授对其进行咨询服务，实现数字健康管理闭环。

（6）健康宣教。借助互联网建立医院、医师和患者之间的连接，定期为患者推送健康宣教知识如出院指导、饮食宣教等，同时提供医师科普直播，增强与患者的互动，不断增加患者的就医黏性，为患者提供可信的健康教育服务。

（7）协同医疗。借助互联网与医联体医院开展预约挂号、检查预约、床位预约、双向转诊等工作，为医联体医院的患者提供优质医疗服务。目前多家医院打通了社区医院的绿色通道，借助互联网，提供挂号、检查、床位预约、双向转诊等优先服务，方便社区老龄患者就诊需求。

（8）远程医疗。借助互联网远程会诊诊室，对医院医联体医院和专科联盟医院等在诊疗过程中遇到的疑难复杂问题提供远程会诊支持；借助互联网远程MDT门诊，为患者提供远程MDT门诊服务，实现精准医疗；同时提供远程影像诊断、远程病理诊断、远程心电诊断、远程检验等远程医疗服务。通过远程网络使患者免去长途奔波之苦，有效地解决了偏远地区患者看病难的问题。

▶ 4. 互联网医院主要提供哪些服务？

互联网医院的线上服务内涵可以分为以下三类：核心诊疗、辅助诊疗和便民服务。

（1）核心诊疗服务。核心诊疗服务涉及疾病救治、患者治疗、需求准入。核心诊疗按业务重点不同又可以分为互联网诊疗和远程医疗两类。其中，互联网诊疗包括在线复诊、慢病管理、家庭医师签约、药事服务、护理服务、疾病筛查、患者随访等；远程医疗包括远程会诊、远程联合门诊、远程影像、远程检验、远程心电、远程培训教育等。

（2）辅助诊疗服务。辅助诊疗服务重点是健康促进，包含处方流转、药品配送、医学咨询、健康管理、健康科普宣教、电子健康档案等。

（3）便民服务。便民服务是非诊疗业务，业务重点是"挂号缴费"。业务范畴包含预约挂号、在线自主支付、智能导诊/预问诊、检验检查预约开单、报告查询、病案查询/复印/邮寄、建卡/电子卡证、医保在线结算、住院预交款、电子发票打印、自助入院/出院等。便民服务的主要目的是提高患者线上诊疗的准确性，缩短患者线下等待的时间。

目前大多数互联网医院已经逐步开通并完善了便民服务，核心诊疗服务和辅助诊疗服务逐渐成为互联网医院业务的重点。

▶ 5. 互联网医院就医有什么优势特点？

互联网医院作为一种新形式的就医模式，其给不同的群体带来了不同的便捷性。

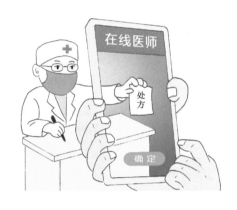

（1）线上诊疗，降低时间成本。互联网医院为患者提供足不出户、在家看病的新型医疗服务，患者无需亲自到医院，节省了交通时间。有一些患者需要到外地看病，初诊之后有时因为需要解读检验结果、询问药物副作用以及如何服药而再次来医院复诊。而有了互联网医院之后，患者初诊之后的咨询完全可以在线上进行，避免舟车劳顿、浪费大量交通上的时间。同时，线上诊疗的时间灵活，上班族无需请假就可以在线上就医。疫情期间，参与线上诊疗还能最大程度地避免交叉感染，保证患者安全。

（2）优化流程，减少医患纠纷。实体医疗机构开通线上预约挂号、缴费，线下自助挂号、缴费、打印病历报告等功能，智能化、数字化医疗服务过程优化了就诊流程，与过去患者必须排队完成这些步骤相比，节约了时间，节省了人力、物力，也减少了医院大厅人流密集程度，不仅让患者有着更加舒心的就诊体验，也帮助医院管理上减少了很多困难。同时，在一定程度上避免了患者与医务人员发生冲突，减少了医患纠纷的发生概率，为患者就医、医师工作营造了更好的环境。

（3）远程会诊，优化医疗资源配置。对于一些疑难病例患者，可以通过互联网医院的平台进行远程会诊，并且会诊医师可以是不同地区、不同科室实力较强的医师，这种远程会诊优化了医疗资源空间分配的不均衡，更加有利于各地医师通过讨论为患者制定最佳的诊疗方案，减少误诊、漏诊。

（4）信息透明，看病更有自主选择权。互联网医疗最大的优势是信息透明化。一般来说，互联网医院的平台上都有医师的详细资料包括个人介绍、提供的问诊服务等内容。对于患者来说，信息透明有着重要的意义，当患者所获得的信息得到了丰富，意味着其对医护人员的了解程度也会得到提升。以往由于信息不对称，对医师不了解，患者往往没有对于医师的自主选择权。而现在患者根据互联网上医师的公开信息以及其他患者的评价，可以针对病情，自主选择更加适合的医师为自己诊疗。

（5）患者评价，给医师改进的动力。互联网医院的平台上一般都会设置就诊评价的项目，患者的"好评"与"差评"都会给医师带来不一样的影响。患者的"好评"是对医师的肯定，给予医师鼓励与支持，而患者的"差评"也提醒医师应该去努力改善自己的医疗服务水平，这样可以更好地推动医疗质量的提升。

▶ 6. 哪些患者适合在互联网医院就诊？

目前互联网医院主要服务于常见病、慢性病的复诊患者，且患者须有 3 个月内在实体医院相关科室就诊记录。不适用于初诊患者、急危重症患者和疑难病患者。

（1）慢性病患者、复诊患者。对于慢性病患者和复诊患者而言，前往医院最重要的事情就是开药，因此互联网医院可协助患者在线图文咨询或视频问诊并开药，药品邮寄到家，节省时间也减少了来回奔波。但患者线上复诊不能代替线下复诊，如医师要求线下复诊，还是要去医院就诊。

（2）预问诊患者。对于实体医院就医环境、流程不熟悉等情况的患者，可以先在互联网医院咨询智能客服，解答相关问题。对于知症不知科、知病不知科的患者，可以咨询智能客服使用智能导诊功能，也可以通过图文咨询或视频问诊直接向医师咨询。另外对于想提前开检验检查单的患者，可以通过图文咨询或视频问诊，让医师提前开具相应检查，来院即可直接做检查、取报告、查看结果。

▶ 7. 互联网医院就诊有哪些流程？

以某三级综合医院为例，互联网医院就诊有以下流程：

（1）找到该医院互联网医院。一般互联网医院都是通过 APP、小程序、微信公众号等渠道建立互联网医院患者端，患者只需要通过微信或者应用市场即可访问或者下载。以某三级综合医院为例，下载"掌上医院"APP、关注医院微信公众号"智慧医疗"板块、关注医院支付宝生活号"智慧医疗"板块等均可访问该医院互联网医院。

（2）开展线上问诊。①图文咨询、视频问诊适用于复诊患者、报告咨询、咨询病情等，患者通过线上发起图文咨询、视频咨询，医师利用空闲时间，48小时内接诊复诊患者，为复诊患者进一步调整用药、办理药品邮寄；针对需要来院检查的复诊患者，可提前开出检查、检验、治疗申请单，电子入院证，节省患者时间，实现患者"只需来一次"的目标；②线上团队门诊适用于多系统疾病患者，想提前咨询相关专家，提前开检查检验单、电子入院证等。选择相应专家团队预约，预诊资料上传即可就诊。团队专家会在48小时内回复，团队内每个专家都可以回复解答患者的问题。

（3）办理药品邮寄。医师接诊完成后，根据患者的实际情况和需求，开具药品处方，患者通过门诊缴费功能，选择邮寄药品或者现场自提。药品邮寄需要填写邮寄地址，由专门快递公司快递到家。冷链、特殊药品除外。

（4）办理检查预约。互联网医院医师开具检查项目后，可提前通过检查预约功能，按预约时间到相关科室检查即可。检查当天，凭开单就诊卡，在门诊大楼任意一台自助机上自助打印检查申请单和预约单，按照需要等待检查即可。

（5）在线办理电子入院。通过图文咨询、视频问诊、专家团队均可申请开具电子入院证，医师根据患者指征判断是否开具。凭电子入院证自助入院，点击自助入院功能，提交预约后，等待科室安排床位即可。

▶ 8. 互联网医院如何引导患者线下就医？

初诊患者：在线诊疗服务中，对于初诊患者（即医师在区域卫生信息平台不能查到患者的任何病历资料，就认同为初诊患者），医师不能直接在线接诊，可引导至线下就医。

复诊患者：在线诊疗服务中，如果患者需要线下面诊，医师可通过互联网医师工作站，直接为患者预约下一次线下门诊号源，确保患者能准时到线下就诊。

线下患者：针对线下就诊当天，结果还未出来的情况下，医师可推荐患者使用互联网医院查看结果。患者结果出来后，会收到信息推送，然后可通过互联网医院找到医师进行问诊。

▶ 9. 互联网医院就诊需要注意哪些事项？

虽然互联网医院带来了很多便捷，但同时也有一些事项需要注意：

（1）互联网诊疗目前不适用于首诊患者。建议首诊患者来院就诊，建立门诊病历和电子健康档案。

（2）互联网诊疗的沟通具有局限性。医师只能通过患者的口述来了解病情，而患者医学知识缺乏，往往不能准确、详细地描述自己的病情，容易使医师误诊。因此建议患者尽量准确、详细地描述病情，并上传检查报告加以辅助，保证医师能够多角度、多方面地了解患者的病情，必要时来实体医院线下就诊。

（3）互联网诊疗医患之间的关系难以建立。线上看诊不如线下看诊交流感强，这会导致部分患者不太重视，依从性较差，可能会延误病情。同时若通过线上诊疗而产生医疗纠纷，具体的责任难以划分。建议相关部门建立健全监督监管机制，保障医师和患者的就医安全。

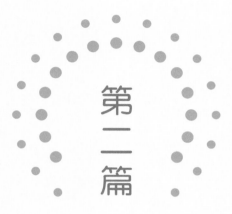

第二篇

各系统常见疾病
知识问与答

导　读

　　每一种疾病的发生都有一定的病因，多数疾病发病前都会表现出某些先兆预警信号，疾病的发展和痊愈都需要经历一个过程。如果了解疾病的发生原因，重视疾病的预防，控制疾病的风险因素，培养健康的生活方式，那么就有可能做到"治未病"；如果知晓健康预警信号，对人体发出的健康预警信号给予足够的重视，那么就可以将隐患消灭在萌芽阶段，尽早发现疾病，从而做到早诊断、早治疗；一旦健康亮起了"红灯"，如果配合医师精准诊断和科学治疗，知晓相关注意事项和康复手段，自己真正做好"健康第一责任人"，那么就能够提高疾病治愈率，早日恢复身心健康。

　　如何科学管理疾病，从容应对疾病，是每一位民众应当掌握的基本知识。本篇主要介绍一些常见疾病知识，包括呼吸系统、循环系统、消化系统、泌尿系统、内分泌系统、神经系统、运动系统、生殖系统、免疫系统等九大系统的常见疾病知识，其内容涵盖疾病的概念、发生的原因、疾病症状、预防措施、相关注意事项及主要康复手段等，针对疾病的特点和民众健康需求的不同，每一种疾病介绍的侧重点有所不同，旨在帮助大家正确掌握常见疾病管理知识，增高健康管理意识，科学预防疾病，促进身心健康。

第一章　呼吸系统疾病

▶ 1. 如何应对流感?

流行性感冒简称流感,是由流感病毒引起的急性呼吸道传染病,属于丙类传染病。流感的类型一般包括甲流、乙流和丙流等,其中感染人的主要是甲流与乙流。其主要症状表现为高热、乏力、咳嗽、头痛、全身肌肉酸痛等,严重时可危及生命。流感病毒传播速度快、传染性强、人群普遍易感。老年人、幼儿、孕产妇及慢性病患者等免疫功能低下者是流感高危人群。

流感好发于冬春季节,预防流感可采取以下措施:

(1)接种流感疫苗。接种疫苗是预防流感最有效的手段。在流感高发季节来临前积极接种流感疫苗,能够避免流感病毒的侵入以及降低严重并发症发生的风险。一般来说,年龄在 6 个月以上,且无任何禁忌证者均可定期接种流感疫苗。医院、学校、养老机构等人群聚集场所的人员,也应根据自身情况定期接种流感疫苗。

(2)注意防寒保暖。流感一般高发于每年 10月~次年 3 月,这个时间段天气寒冷干燥,病毒易于传播。"只要风度不要温度"是万万不可取的,部分患者未做好保暖措施以致受凉,为流感病毒提供了趁"凉"而入的机会。季节变化时,一定要防寒保暖,降低患流感的风险。

(3)定期开窗通风。当天气寒冷致室内活动增加时,一定要坚持定期开窗通风，尤其在流感高发季节，更应该加强室内外空气流通，保持室内空气新鲜。因为相对封闭的环境易造成空气污浊、病菌滋生。建议在室外温度适宜的条件下定期开窗通风，每日2~3次，每次通风时间不少于15分钟。开窗通风时应注意室内外温差，避免受凉引起感冒。

（4）避免交叉感染。经呼吸道飞沫和密切接触传播是流感的主要传播途径，患者咳嗽、打喷嚏时或与患者共用餐具时皆有可能被传染。因此，在日常生活中应养成良好的个人卫生习惯，避免交叉感染：①主动减少不必要的聚集性活动，在公共场所与他人保持一米以上的安全距离；②要正确佩戴口罩，遮住口鼻；③咳嗽、打喷嚏时，用纸巾或手帕遮住口鼻，避免飞沫传播；④勤洗手，避免用手直接触摸口、鼻和眼睛；⑤多人就餐时，尽可能使用公筷。

（5）保持健康生活方式。健康的生活方式有助于提高抵抗力，有效预防流感。应养成健康生活习惯，均衡饮食，戒烟限酒；保证充足睡眠，不熬夜；坚持适量锻炼。

流感患者大部分为轻症病例，病程呈自限性，无肺炎、脑炎和心肌炎等并发症的患者可在3~14天自愈。轻症患者应自行居家隔离，避免与他人密切接触；保持室内空气流通，注意充分休息；多饮水，摄入易消化和富有营养的食物；注意保持鼻、咽、口腔卫生。高热者可通过冰敷、乙醇擦浴等方式进行物理降温。一旦流感患者症状加重，出现持续高热，伴有剧烈咳嗽、呼吸困难、严重呕吐与腹泻等症状，应及时就医治疗。

▶ 2. 如何预防新型冠状病毒感染？

新型冠状病毒简称新冠病毒。新冠病毒属于β属冠状病毒，对紫外线和热敏感，乙醚、75%乙醇、含氯消毒剂、过氧乙酸和氯仿等脂溶剂均可有效灭活病毒。人群对新冠病毒普遍易感，传染源主要是新冠病毒感染

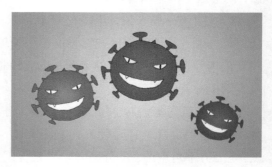

者。经呼吸道飞沫和密切接触传播为主要传播途径，在相对封闭的环境中经气溶胶传播，接触被病毒污染的物品后也可能造成感染。新冠病毒感染后大部分

患者会有一段无症状的潜伏期，之后主要表现为发热、干咳、乏力、头痛、嗅觉与味觉减退或丧失、鼻塞、流涕、咽痛、结膜炎、腹泻或全身肌肉酸痛等。

预防新型冠状病毒感染可采取以下措施：

（1）接种疫苗。新冠病毒感染的主要预防手段为接种新型冠状病毒疫苗，通过接种疫苗可刺激机体产生抗体，以减少感染新冠病毒的概率。

（2）佩戴口罩。出门时必须正确佩戴合适的口罩，每天更换。佩戴口罩可以减少冠状病毒在空气中传播的可能性，降低被新冠病毒感染的风险。

（3）保持手卫生。①用肥皂和流水洗手，或使用含酒精的免洗手消毒剂，尤其在咳嗽、打喷嚏、饭前便后、接触动物排泄物后，都应保持手卫生；②手部在公共场所可能会接触到带有病毒的物品，注意不要用手触摸口、鼻和眼睛，避免感染新冠病毒。

（4）保持社交距离。在公共场所，尤其在他人咳嗽或打喷嚏时，应保持一米以上的社交距离，从而减少被感染的风险。

（5）避免前往人群密集的场所。人群对新冠病毒普遍易感，应避免前往人群密集的场所，以减少接触新冠病毒感染患者的概率。

（6）定期室内通风。保持室内外空气流通，经常定期开窗通风或使用空气净化器，以降低室内病菌含量。

（7）增强身体素质。应进行适量的身体锻炼，如跑步、游泳等，可以有效增强体质和自身的免疫力，预防新型冠状病毒感染。

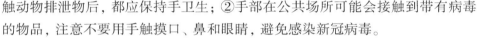

▶ 3. 咳嗽总是"停不下来"，什么情况下需要镇咳？

咳嗽是呼吸系统常见症状之一，也是机体重要的反射性防御动作。上呼吸道感染、支气管炎、肺炎、哮喘或气管受到异物刺激时，会导致呼吸道分泌物增加引起咳嗽。咳嗽具有一定的保护性作用，有助于清除呼吸道分泌物和气管内异物。

咳嗽按病程划分为急性咳嗽、亚急性咳嗽和慢性咳嗽。急性咳嗽持续时间少于3周，亚急性咳嗽持续时间为3~8周，慢性咳嗽持续时间超过8周。当咳嗽总是"停不下来"时，会导致患者生活质量下降，严重影响日常工作与休息。

当患者出现以下状况时，建议在医师的专业指导下选择镇咳药物缓解咳嗽症状：①咳嗽持续时间长引起身体不适；②咳嗽严重影响到日常工作与休息；③咳嗽引起呼吸道刺激症状，如咽喉疼痛等；④需要减轻因慢性阻塞性肺病或哮喘等肺部疾病引起的咳嗽症状；⑤医师建议使用镇咳药，以辅助治疗其他疾病。

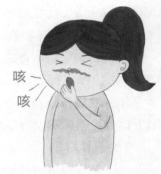

需要注意，使用镇咳药只是一种治疗方法，治疗咳嗽的关键是找出病因，在治疗原发病的基础上选择合适的镇咳药，才能有效缓解咳嗽症状。过度使用镇咳药会抑制机体清除呼吸道分泌物的能力，加重咳嗽症状。因此，患者应在医师的专业指导下使用镇咳药物。

▶ 4. 慢性咽炎的常见诱因有哪些？

慢性咽炎指咽部黏膜、黏膜下及淋巴组织的慢性炎症。咽干、咽痛、干咳、咽部异物感是慢性咽炎的主要临床表现。该病好发于成年人，持续时间长、复发率高、症状顽固、治愈率低。

慢性咽炎的常见诱因包括：

（1）吸烟。烟草中含有尼古丁、焦油等大量的有害物质，长期吸烟是慢性咽炎的常见诱因。

（2）环境因素。慢性咽炎与环境有密切关系，粉尘、有害气体与"二手烟"烟雾的长期刺激易引发慢性咽炎。

（3）职业因素。教师、歌手过度使用声带会刺激咽部，是患慢性咽炎的高危人群。

（4）饮食习惯。经常食用辛辣、热烫等刺激性食物或过度饮酒，会导致慢性咽炎的发生。

（5）免疫力下降。长期处于亚健康状态或患有慢性疾病的免疫功能下降者，其咽部黏膜的免疫防御能力也随之下降，病毒细菌容易侵犯机体诱发慢性咽炎。

慢性咽炎的发生与外在环境、个人体质等多方面因素有关。因此，要保持良好的生活习惯，避免受粉尘、有害气体和"二手烟"烟雾的刺激，不断增强免疫力，才能有效预防慢性咽炎的发生。

▶ 5. 咽炎和喉炎是一回事吗?

咽炎和喉炎都属于上呼吸道感染，但不是一回事。具体区别如下：

（1）咽炎和喉炎的发病位置不同。咽炎是指咽部黏膜发炎的病症，炎症位于咽部，位置较为靠上；喉炎是指喉部黏膜和黏膜下组织发炎的病症，炎症位于喉部，位置相对更靠下。

（2）咽炎和喉炎的临床表现不同。咽炎表现为：①在吞咽食物和唾液时咽部有明显的刺痛、烧灼感；②咽部干燥、发痒；③咽部有异物感，导致反复吞咽或吞咽困难；④晨起时干咳，伴恶心、干呕。喉炎表现为：①声音嘶哑是喉炎主要表现，严重者甚至失声；②喉部出现疼痛、干涩发痒等不适，不影响吞咽；③急性期喉黏膜存在渗出性炎症，引起咳嗽、咳痰，但一般不严重；④小儿急性喉炎发作时除声音嘶哑外，还表现出犬吠样咳嗽、吸气性喉喘鸣或吸气性呼吸困难。

▶ 6. 老慢支患者咳痰很费劲，怎么办?

慢性支气管炎简称慢支，是由感染或非感染因素引起的气管、支气管黏膜及周围组织的慢性非特异性炎症。每年发病持续 3 个月，连续 2 年或 2 年以上发病，同时排除患有咳嗽、咳痰、喘息症状的其他疾病，可以诊断为慢性支气管炎。慢性支气管炎是一种常见病，它的发生多与吸烟、感染、大气污染、吸入有害粉尘与化学物质等慢性刺激因素有关。此病的主要症状为咳嗽、咳痰或伴有喘息。

因为老年人的呼吸道防御功能低、易感染，所以患慢性支气管炎的风险更高。当老年慢性支气管炎患者咳痰很费劲时，可采取以下措施：

（1）及时就医。①在医师专业指导下学习正确的排痰方式，如拍背排痰法。排痰者尽量取坐位或前屈位，拍背者手掌形成弓形，五指并拢形成空心的状态，自下而上有节奏地轻拍排痰者的背部，每日 3~4 次，每次 5~10 分钟，以震动肺部组织来达到祛痰的目的；②采用雾化吸入的方式，帮助痰液黏稠的老慢支患者将痰液稀释后排出；③必要时遵医嘱使用祛痰类药物，避免因痰多咳不出导致老慢支患者呼吸困难，甚至造成呼吸道阻塞。

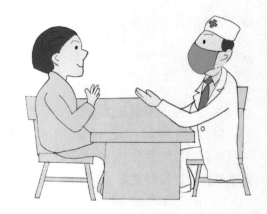

（2）预防反复感染。老年人的免疫功能在不断下降，病毒、支原体、细菌易侵入机体反复诱发呼吸道感染，老慢支患者应结合自身病情，积极提高免疫力，预防反复感染的发生。①接种疫苗；②积极戒烟，避免被动吸入"二手烟"；③咳痰前后使用淡盐水清洗口腔和咽喉，帮助稀释、清除痰液；④制定健康的饮食方案，保证摄入充足的营养，多饮水，不吃易生痰的辛辣、油腻食物。

（3）给予心理疏导。老慢支患者因病程长，容易产生焦虑、消极情绪，患者家属应及时给予安慰与鼓励，帮助其保持乐观的心态配合治疗。

（4）掌握疾病相关知识。老慢支患者及其家属要掌握疾病相关知识，充分了解慢性支气管炎的症状和防治措施，增强治疗的信心。

▶ 7. 如何预防肺气肿？

肺气肿又称阻塞性肺气肿，指肺部终末细支气管远端的气道弹性减退，过度膨胀、充气和肺内容纳的气体量增多或伴有气道壁破坏的病理状态。肺气肿最重要的诱因是吸烟，长期暴露于有害气体或颗粒物的环境下也会引起肺气肿。肺气肿是一种慢性肺病，其临床症状的轻重视疾病程度而定。随着疾病进展，患者会出现咳嗽、咳痰、呼吸困难等症状。

预防肺气肿可采取以下措施：

（1）积极戒烟。吸烟是导致肺气肿的主要诱因，因此积极戒烟是预防肺气肿的最佳方法。

（2）避免有害气体和颗粒物的暴露。长期暴露于空气中的有害气体和颗粒物会增加患肺气肿的风险，要尽可能避免空气污染、工业污染、毒气等环境条件的暴露。

（3）保持健康的饮食方式。要保持健康的饮食方式，摄入富含蛋白质、维生素和矿物质的饮食，以预防肺气肿的发生。

（4）定期检查。定期进行体检和肺功能测试，有助于早期发现和治疗肺气肿等肺部疾病。

（5）适量运动。选择散步、慢跑等锻炼方式进行适量的运动，能够提高心肺功能，同时帮助肺部更好地交换气体，从而减少肺气肿的发生。

▶ 8. 如何预防慢性阻塞性肺疾病？

慢性阻塞性肺疾病简称慢阻肺病，是一种常见的、可预防和治疗的慢性进行性气道疾病，其特征是持续存在的相应呼吸系统症状和气流受限。长期吸烟、接触有害物质是慢阻肺病发生的主要病因，营养不良、感染、哮喘、慢性支气管炎等因素也会诱发慢阻肺病，或加重疾病症状。慢阻肺病的主要症状包括咳嗽、咳痰、活动后气促，严重时可发生呼吸衰竭。

预防慢阻肺病可采取以下措施：

（1）积极戒烟。积极戒烟是预防慢阻肺病发生的关键措施，同时要避免"二手烟"暴露，尽量不要在二次吸烟环境中长时间停留，被迫吸入"二手烟"烟雾。

（2）避免接触有害物质。长期接触有害物质是慢阻肺病发生的主要病因之一，应控制环境污染、避免长期接触化品和吸入职业性粉尘、化学气体或灰尘等有害物质。长期接触者要佩戴防尘口罩、呼吸器等防护设备。

（3）保持良好的生活习惯。①规律作息，不熬夜；②多食用新鲜蔬菜水果，适当食用高蛋白食物，保证饮食均衡；③选择散步、慢跑、游泳或瑜伽等合适的运动方式进行体育锻炼，以增强体质，提高心肺功能。

（4）预防感染。反复感染会加重慢阻肺病的症状，慢性支气管炎、哮喘患者应积极接种疫苗，以预防流感和上呼吸道感染。

（5）定期检查。长期吸烟、长期接触有害物质及有家族遗传史等高风险人群，应定期进行身体检查。

▶ 9. 哮喘老是发作，怎么办？

支气管哮喘简称哮喘，是一种慢性气道疾病，主要特征包括气道慢性炎症和多种刺激因素引起的气道高反应性。导致哮喘患者发病的主要因素是遗传和环境因素，气候、运动、呼吸道感染、精神和心理因素也能诱发哮喘。哮喘的典型症状为发作性伴有哮鸣音的呼气性呼吸困难，可伴有气促、胸闷或咳嗽。哮喘通常在夜间及凌晨发作或加重，且具有反复发作的特点，大部分患者虽然能够经平喘药物治疗后缓解或自行缓解，但必须长期进行治疗。哮喘患者要规范疾病管理，才能有效控制哮喘的反复发生。

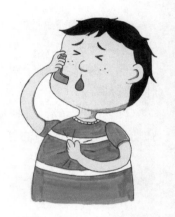

（1）避免诱因。春夏季节一般是哮喘高发期，空气中的尘螨、柳絮、灰尘、花粉等异常物质含量增高，从而诱发哮喘发作。哮喘患者应避免接触以上物质，外出时佩戴口罩，回家后及时清洗口腔、鼻腔。另外，哮喘患者应避免接触冷空气、油烟等刺激性气体；避免养宠物；保持室内温度、湿度适宜，气候变化时及时增添衣服；衣服、床上用品以纯棉织物为主，少用丝绵、羽绒及皮毛制品；做好居家环境的除螨工作。

（2）正确评估。哮喘管理的重要手段之一是评估。首先，依据喘息、气急、胸闷或咳嗽等症状是否昼夜均出现，或伴夜间憋醒，评估哮喘是否加重。其次，肺功能检查、支气管舒张试验或激发试验、过敏原测试等均可评估哮喘是否有效控制。正确评估哮喘，为治疗提供依据。

（3）规范治疗。哮喘治疗包括药物治疗与非药物治疗，其中药物治疗是治疗哮喘的主要方法。哮喘患者应遵医嘱持续使用平喘药物，控制哮喘的发生；要熟知哮喘的诱发因素，避免接触各种过敏原和触发因素，减少哮喘反复发作的风险。

（4）重视监测。哮喘患者应对疾病进行规范管理，每日做好相关记录，记录内容包括气候、饮食、运动与工作情况，哮喘发作情况及药物使用情况等。日记监测有利于复诊时医师全面了解患者哮喘控制情况。

（5）定期复诊。哮喘患者应定期复诊，医师判断哮喘是否得到有效控制，及时根据病情调整治疗方案。

（6）树立信心。患者应正确认识哮喘，消除紧张感，对治疗充满信心。哮喘虽然无法治愈，但只要避免诱因、科学治疗、规范管理，哮喘就能得到有效控制。

▶ 10. 患支气管扩张症多年，应如何避免加重？

支气管扩张症，或支气管扩张，指急、慢性呼吸道感染和支气管阻塞后，反复发生支气管化脓性炎症，导致支气管壁结构破坏，管壁增厚，引起支气管不可逆性扩张的慢性肺部疾病。支气管扩张的主要症状为慢性咳嗽、咳痰或咳脓痰。起病初期，患者无症状或症状轻微。随着感染加重，可出现痰量增多和发热。大多数支气管扩张患者反复咯血，血量不等。

支气管扩张患者需要长期配合医师的专业管理和治疗才能避免症状加重。以下是避免支气管扩张加重的主要措施：

（1）合理用药。支气管扩张患者应在医师专业指导下使用与症状相应的药物。

（2）清除呼吸道分泌物。通过物理排痰或化痰药物稀释和排出痰液。物理排痰包括体位引流、雾化吸入法；若痰液黏稠，影响支气管扩张患者正常呼吸时，应在医师指导下使用化痰药物。

（3）监测病情。支气管扩张患者或其家属应观察和记录咳嗽、咳痰、咯血的次数、量及性状，定期复查肺功能。若患者出现喘息、呼吸困难、胸痛等不适时，应立即就医。

（4）积极戒烟。吸烟是引起支气管扩张的主要原因之一，积极戒烟是避免支气管扩张加重的重要措施。

（5）保持良好的生活习惯。①多饮水，保持水分，避免痰液过于黏稠；②合理搭配饮食，多吃新鲜蔬果和低脂肪、低胆固醇的食物，减少油腻和高热量食物的摄入；③选择合适的锻炼方式进行适量运动，保持肺功能，增强抵抗力。

（6）预防感冒。支气管扩张患者患感冒易加重感染，随着支气管感染的加重，可表现为咳嗽、咳脓痰和伴肺炎。因此，要注意防寒保暖，避免患感冒。

▶ 11. 哪些人群需要接种肺炎疫苗？

肺炎疫苗为主要预防肺炎球菌引起的肺炎的疫苗，还可以预防肺炎球菌引起的多种常见侵袭性疾病，如脑膜炎、中耳炎、鼻窦炎和菌血症等。

建议接种肺炎疫苗的人群有：

（1）50岁及50岁以上者。

（2）患有可增加肺炎球菌感染性疾病危险的慢性基础疾病者，如心血管疾病、肺部疾病、糖尿病及肝肾功能受损者。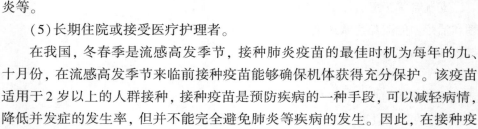

（3）免疫系统缺陷者，如脾切除、慢性肾衰、淋巴瘤、多发性骨髓瘤及器官移植者。

（4）反复上呼吸道感染者，如中耳炎、鼻窦炎等。

（5）长期住院或接受医疗护理者。

在我国，冬春季是流感高发季节，接种肺炎疫苗的最佳时机为每年的九、十月份，在流感高发季节来临前接种疫苗能够确保机体获得充分保护。该疫苗适用于2岁以上的人群接种，接种疫苗是预防疾病的一种手段，可以减轻病情，降低并发症的发生率，但并不能完全避免肺炎等疾病的发生。因此，在接种疫苗前应咨询医师获取专业指导。

12. 儿童接种卡介苗能预防肺结核吗?

肺结核也称"肺痨"，是一种由结核分枝杆菌感染引起的呼吸系统传染病，在我国属法定乙类传染病。在传染类疾病中，肺结核发病和死亡数均排第二位。该病严重危害人类健康，是我国重点防治的主要疾病之一。肺结核的传染源主要是结核病患者，经呼吸道飞沫传播是重要传播途径。

卡介苗是一种结核分枝杆菌的灭活疫苗，主要防御疾病是结核病。该疫苗用于预防肺结核时，主要接种对象是3岁以下儿童。卡介苗又称"出生第一针"，通常需要无接种禁忌证的新生儿于出生24小时内在医院完成接种，出生时因健康原因未完成接种的婴幼儿应争取在12月龄内完成补种。接种卡介苗后，儿童体内能够产生对结核病的抗体，降低粟粒性肺结核病与结核性脑膜炎的发病率，提高免疫力。根据世界卫生组织的数据，卡介苗于接种成功后4~8周产生效用，有效保护率为60%~80%，一般持续3~5年。

卡介苗能够有效预防儿童肺结核病，但不能完全避免肺结核的发生。因此，在接种疫苗前，应咨询医师获取专业建议。

▶ 13. 肺结节的高危人群有哪些?

　　肺结节是指直径≤30 mm、边界清晰或不清晰、周围被含气肺组织包绕的结节。肺结节是影像学检查中常见的一种表现。目前,临床上对肺结节的分类方式有三种:

　　(1)按病灶大小分类。①微小肺结节:直径<5 毫米;②小结节:直径为 5~10 毫米;③肺结节:直径≤30 毫米。

　　(2)按数量分类。①孤立性肺结节:单个病灶;②多发性肺结节:2 个及以上的病灶。

　　(3)按密度分类。肺结节按密度可分

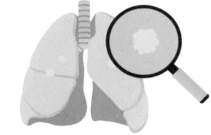

为实性肺结节与亚实性肺结节,亚实性肺结节又包括纯磨玻璃结节和部分实性结节。

　　肺结节早期基本无明显症状和体征,偶有咳嗽、咳痰,严重时出现胸闷、气促或发绀。易患肺结节的高危人群有:

　　(1)长期吸烟者。吸烟是患肺结节的主要因素之一,长期吸烟会增加患肺结节和其他呼吸系统疾病的风险。

　　(2)年龄较大者。年龄越大,患肺结节的风险越高,50 岁以上的人群更容易患肺结节。

　　(3)暴露于辐射环境者。医疗工作者、核电站工人、飞行员等长期暴露于辐射环境,易增加患肺结节的风险。

　　(4)肺病患者。肺炎、肺结核、肺纤维化等肺病患者患肺结节的风险更高。

　　(5)特殊职业者。矿工、石棉工人等特殊职业者,在工作过程中会暴露于有害物质,增加患肺结节的风险。

▶ 14. 怎样预防肺结节?

　　吸烟、空气污染、不良的生活习惯等都是肺结节的诱发因素,预防肺结节主要从以下几个方面着手:

（1）积极戒烟。吸烟是肺结节的主要诱因，长期吸烟者应积极戒烟，以减少肺结节发生的风险。

（2）远离粉尘、雾霾。要远离粉尘、雾霾环境，过度地吸入粉尘、雾霾会增加肺结节的发生几率。

（3）养成健康的生活方式。要注意合理饮食、规律进餐，避免熬夜、适当运动、保持良好的心态。这样可以降低患肺部结节的风险。

（4）定期体检。应定期进行胸部 CT 平扫检查。胸部 CT 平扫是早期发现肺结节最直接、最敏感的影像学诊断方法。

（5）及时就医。若出现咳嗽、胸痛、呼吸困难等症状时，应及时就医。

▶ 15. 肺磨玻璃结节是肺癌吗?

肺磨玻璃结节是肺部 CT 扫描中常见的一种病变表现。病变特征为肺部结构不完整，导致 CT 扫描图像中的肺组织呈现出类似"磨砂玻璃"的外观。肺磨玻璃结节由肺部炎症、真菌感染或肺肿瘤导致。大多数肺磨玻璃结节属于良性病变，少数肺磨玻璃结节属于恶性病变。因此，肺磨玻璃结节不一定是肺癌。

若患者在体检时筛查出患有肺磨玻璃结节，应及时就医。医师通过影像学特征和结节性质对肺磨玻璃结节进行评估，以明确病因并制定治疗方案。肺磨玻璃结节为良性病变，以定期随访为主，随访是临床干预手段中十分重要的一环；若疑为早期肺癌，建议手术治疗。

▶ 16. 肺癌的高危因素有哪些?

肺癌又称原发性支气管肺癌，是起源于支气管黏膜或肺泡上皮细胞的最常见的肺部原发性恶性肿瘤。根据组织病变，将肺癌分为小细胞癌和非小细胞癌。咳嗽、咳痰、咯血、乏力和体重减轻是肺癌的主要临床表现。早期发现和治疗肺癌是提高治愈率的关键。肺癌的高危因素包括以下几个方面：

（1）吸烟。吸烟是致癌的最主要因素，烟草中含有尼古丁等多种致癌物质，吸烟者患肺癌的风险较未吸烟者高于 20 倍。另外，长期被动吸入"二手烟"也会增加患肺癌的风险。

（2）空气污染。工业废气、交通尾气、室内油烟的排放，有毒有害物质的粉尘等都会污染空气，使得肺癌发病率升高。

（3）职业暴露。长期接触石棉、放射性物质、有机化学物质等职业危险物质的人群，患肺癌的风险较高。

（4）遗传因素。有早期肺癌家族遗传史者患肺癌的危险高于无家族遗传史者 2 倍。

（5）肺部慢性疾病。肺结核、硅肺、尘肺等肺部慢性疾病会诱发肺癌。

▶ 17. 如何预防胸腔积液的发生？

胸腔积液是一种以胸膜腔内血液、淋巴液或浆液等病理性液体积聚为特征的常见临床症状。积液导致胸腔内压力增加，影响肺部的膨胀和呼吸。临床上根据胸腔积液的容量进行分级，分为少量、中等量和大量。积液量小于 500 毫升，称为少量胸腔积液；积液量 500~1000 毫升，称为中等量胸腔积液；积液量大于 1000 毫升，称为大量胸腔积液。咳嗽、胸痛、呼吸困难、体重下降、头晕、乏力等是胸腔积液的症状。

预防胸腔积液的发生，可采取以下措施：

（1）积极治疗慢性疾病。及时诊断和积极治疗心脏病、肺炎、肺癌等慢性疾病，可以防止胸腔积液的发生。

（2）避免外伤和损伤。应注意安全，避免车祸、高处坠落、挤压或锐器刺穿等引起的外伤和损伤，以预防胸腔积液的发生。

（3）保持健康的生活方式。保持健康的饮食习惯，选择合适的运动，有助于增强身体抵抗力，进而减少胸腔积液的发生。

（4）避免感染。注意呼吸道卫生，避免接触感染源，预防流感等呼吸道疾病。

（5）定期体检。定期进行体检，及时发现潜在疾病，有助于及早预防胸腔积液的发生。

▶ 18. 为什么有的人在睡觉时会打鼾？

打鼾是一种常见的睡眠呼吸障碍，学名为"睡眠呼吸暂停综合征"。睡眠呼吸暂停综合征是指在睡眠中出现反复的间歇性呼吸停顿和重新开始呼吸，呼吸暂停时间持续在 10 秒以上。睡眠呼吸暂停综合征会影响打鼾者睡眠质量，出现易疲劳、嗜睡、白天困倦、头痛和记忆力减退等症状，严重时会导致心慌、气促、胸闷等不适，影响日常生活与工作。当患者出现打鼾声停止或呼吸暂停后突然呼吸加深、加快等表现，应尽快就医。

引起睡觉时打鼾的常见原因有：

（1）鼻腔疾病。鼻塞、鼻窦炎等鼻腔疾病迫使打鼾者通过口腔呼吸，口腔呼吸会导致喉部和口腔软组织松弛，进而引起打鼾。

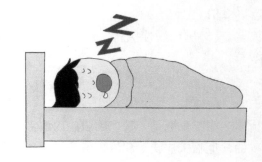

（2）饮酒和药物。饮酒和服用麻醉类、镇静催眠类等药物会导致喉部肌肉松弛以及影响神经传递，从而增加打鼾的风险。

（3）肥胖。过度肥胖会导致喉部和口腔周围组织的堵塞而引起打鼾。

（4）睡眠姿势。在睡觉时，脖颈过度伸展或弯曲都会使气道受阻导致打鼾。

（5）年龄增长。喉组织会随着年龄的增长逐渐松弛，由此增加打鼾的风险。

▶ 19. 打鼾真的会给身体带来严重危害吗？

睡眠呼吸暂停综合征俗称打鼾，如果不及时治疗，可能会导致以下情况发生，对身体健康造成严重危害：

（1）增加患心血管疾病的风险。打鼾引起心脏负担加重、血液氧合不足等问题，从而增加患心脏病、心脏衰竭、高血压等心血管疾病的风险。

（2）代谢紊乱。打鼾会干扰自身内分泌系统，导致代谢紊乱或患糖尿病。

（3）失眠和疲劳。打鼾会导致睡眠质量下降，出现疲劳、失眠、昏睡等症状，严重时会影响日常工作与生活质量。

（4）记忆力下降。打鼾会造成大脑供氧不足，对大脑造成损害，从而影响记忆力、认知能力。

（5）精神心理问题。打鼾会影响心理健康，引发情绪不稳定、抑郁、焦虑等精神心理问题。

20. 电子烟有助于戒烟吗?

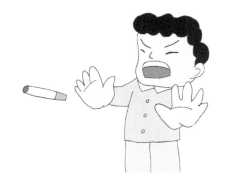

电子烟是一种由电池、加热元件、液体储存器和吸口等部分组成的电子产品。它将含有尼古丁和其他化学物质的液体进行加热产生蒸汽,用来模拟传统香烟的感觉,以替代传统烟草产品。

尽管电子烟相对于传统烟草产品来说危害更小,但仍对人体的健康存在影响。电子烟液体中的尼古丁和其他化学物质会引起呼吸系统和心脑血管系统的健康问题。此外,电子烟还会成为青少年吸烟的入门途径,因为它们被宣传为更安全的选择。

目前并没有足够的证据证明电子烟是一种安全有效的戒烟方法,如果吸烟者想戒烟,应在专业医师指导下选择适合自己的安全戒烟方法。

第二章　循环系统疾病

▶ **1. 心慌是什么原因引起的？**

心慌又称心悸，特指人们主观感觉上对心脏跳动的不适感。心慌可分为病理性心慌和生理性心慌，经常感到心慌的常见原因有：

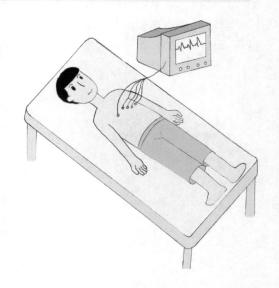

（1）疾病因素。各种器质性心脏病、心律失常、肺部感染、呼吸困难、贫血、低血糖和甲状腺功能亢进等疾病会引起心慌。

（2）精神心理因素。心慌是一种常见的心理症状，因焦虑、恐惧、紧张等精神心理因素引起，通常不伴随其他身体不适。

（3）不良生活习惯。酗酒、长期吸烟、大量饮茶、熬夜导致的疲劳及剧烈的运动方式都会导致心慌。

（4）药物不良反应。护心、抗抑郁、利尿等药物产生的不良反应会导致心慌不适感。

若经常感到心慌，应及时就医。在医师指导下进行全面的身体检查，以明确病因，制定合适的治疗方案予以治疗。

▶ 2. 心房颤动为什么会引发脑卒中？

心房颤动简称房颤，是一种常见的快速心律失常，指规则有序的心房电活动丧失，代替它的是快速无序的颤动波。房颤是引起脑卒中的重要因素之一，房颤患者同时患脑卒中的风险较无房颤者要高出 5 倍左右。

脑卒中俗称中风，通常分为两种类型：出血性脑卒中和缺血性脑卒中。缺血性脑卒中占脑卒中的大多数，它是由于脑血管阻塞或狭窄导致脑部缺血缺氧，引起脑组织坏死和功能障碍；出血性脑卒中是因脑部血管破裂，导致脑部出血、水肿和功能障碍。在房颤患者中，最常见的脑卒中类型是缺血性脑卒中，房颤使心脏泵血不规律和心脏收缩能力下降，致使心房内的血液在收缩时因无法充分排出产生淤积，淤积的血液在心脏内形成血栓，血栓脱落随血液流入脑血管内引起阻塞，导致大脑缺氧，从而使脑组织受损甚至坏死。

房颤引发的脑卒中具有高致残率、高病死率及高复发率的特点。为更好防治及减少房颤脑卒中的发生，房颤患者应通过药物治疗或手术干预等方式，及时有效地控制房颤。另外，需要积极预防心血管疾病的发生，并保持健康的生活方式以降低房颤患者患脑卒中的风险。

▶ 3. 心绞痛发作时应如何处理？

心绞痛是因冠状动脉狭窄或阻塞而导致心脏供血不足引起的疼痛或不适感，最常见的原因是冠心病。心绞痛常发生在患者进行体力劳动或情绪激动时。表现出阵发性的前胸压榨性疼痛或憋闷感等不适，主要位于胸骨后部，放射至心前区和左上肢尺侧，伴恶心、出冷汗、呼吸困难等症状。

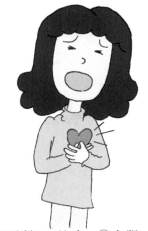

心绞痛发作时，需要紧急处理：①不论在室内或户外，患者应立即停止所有活动，坐下或半躺着休息，同时拨打 120 急救电话等待救护车的到来；②等待救护车时，可以舌下含服硝酸甘油片剂，每 5 分钟含服1 次，最多不超过 3 次，以扩张血管、减轻心脏负荷，从而缓解心绞痛；③含服

硝酸甘油后胸痛仍未缓解，甚至放射到左上臂、下颌或腹背部时，一定不要进行剧烈活动和情绪激动，应在原地保持安静等待救护车的到来，避免导致心肌梗死等严重后果的发生。

▶ 4. 如何预防急性心肌梗死的发生？

急性心肌梗死指心肌血供急剧减少或中断导致心肌细胞坏死的一种心血管疾病。常见症状有胸痛、烦躁不安、心悸、气促、恶心、呕吐等，严重时还会出现昏迷或猝死。因此，急性心肌梗死的预防十分重要。预防急性心肌梗死可采取以下措施：

（1）保持健康的饮食习惯。不饱餐饱食，减少摄入红肉、肥肉、蛋黄、糕点、糖果等含有饱和脂肪酸和高胆固醇的食物，控制盐和饮酒量，减少咖啡因的摄入，增加新鲜蔬果、全谷类及坚果的摄入。

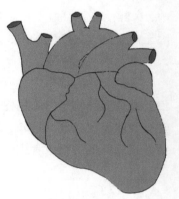

（2）积极戒烟。吸烟是导致急性心肌梗死发生的重要危险因素，吸烟者应积极戒烟。

（3）控制体重。保持适当的体重，避免过度肥胖，有助于降低发病率。

（4）锻炼身体。进行适量的有氧运动，有助于增强心肺功能。

（5）控制慢性疾病。积极治疗和控制高血压、糖尿病等慢性疾病，有助于预防心肌梗死的发生。

（6）减轻精神压力。避免情绪激动和过度劳累，保持心情舒畅，有助于预防心肌梗死的发生。

（7）定期体检。定期进行心血管系统的健康检查，有助于发现潜在的危险因素，及时采取预防和治疗措施。

▶ 5. 如何预防高血压病？

高血压病是一种常见的心血管疾病。按照中国高血压分级标准：正常血压的收缩压 < 120 mmHg，舒张压 < 80 mmHg；正常血压高值的收缩压为 120 ~

139 mmHg，舒张压为 80~89 mmHg。如收缩压 ≥140 mmHg，舒张压 ≥90 mmHg，即为高血压病。

高血压病的高危人群包括：①高龄人群。随着年龄增长，血管弹性下降，内膜增厚，增加患高血压病的风险；②有遗传家族史者。家族中有高血压患者，该家族其他成员患高血压病的风险也会增加；③肥胖人群。肥胖会导致身体增加对胰岛素的抵抗，因此血压升高的风险也会增加；④饮食不健康者。长期高盐、高脂肪、高热量、高糖分的饮食易导致高血脂、肥胖，从而加重患高血压病的风险；⑤饮酒过量者。酒精能引起血压升高，饮酒过量的人容易患高血压病；⑥吸烟者。烟草中的尼古丁和其他有害物质会影响血管壁功能，增加患高血压病的风险；⑦缺乏运动者。缺乏体育锻炼易导致肥胖、心肺功能下降，增加患高血压的风险；⑧压力过大者。长期的心理压力和焦躁、紧张情绪都会导致血压升高。

高血压对心脏、血管、脑部、肾脏等器官产生损害，导致多种并发症的发生，因此，高血压病的预防尤为重要。日常生活中可采取以下措施预防高血压病：

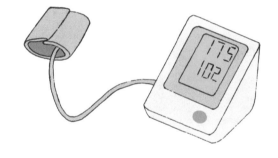

（1）定期监测血压。高血压通常没有症状，需要定期检查血压，及早发现高血压病，防止疾病恶化。

（2）保持体重。保持适当的体重可以减轻血管的负担，降低血压。

（3）合理膳食。限制钠盐的摄入，多吃新鲜蔬菜水果，适当补充低脂肪、低糖分的食物。

（4）戒烟限酒。吸烟和饮酒对身体健康有害，戒烟限酒有助于预防高血压。

（5）适量运动。坚持适量的有氧运动，可以提高身体代谢水平、改善血液循环。

（6）保持良好的心理状态。学会正确地应对工作与生活中的压力，保持愉悦的心情。

（7）定期体检。定期体检有助于高危人群及早发现高血压的征兆，防患于未然。

▶ 6. 高血压患者可以自行停药吗？

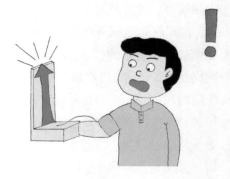

如果高血压患者的血压经过治疗已经稳定在正常范围内，并能长期保持血压稳定，医师可以指导患者逐渐减少药物的服用剂量，但不建议患者自行停药。

高血压患者的血压之所以正常，实际上是因其服用的降压药在体内产生了效用，使血压达到正常水平。一旦患者自行停药，随着药物在体内逐渐代谢完毕后，将不再产生药效，此时血压会重新升高到服药前的水平，所以不建议高血压患者自行停药。高血压患者需要长期坚持治疗，即使血压经过治疗已经恢复正常水平，仍需要在医师的指导下规律服药、定期复诊，以便及时调整治疗方案。

▶ 7. 家长在照顾先天性心脏病患儿时需要注意什么？

先天性心脏病简称先心病，指心脏及大血管在胚胎发育时期异常而引起的疾病。先天性心脏病是儿童最常见的一类心脏病。此病种类很多，其临床表现主要取决于畸形的大小和复杂程度。主要症状有：频繁感冒，反复呼吸道感染；生长发育差，体型消瘦；吃奶时吸吮无力或拒食；易疲惫乏力；口唇及甲面发绀等。

家长在照顾先天性心脏病患儿时需要注意：

（1）及时就医。先心病要早发现、早诊断、早治疗，才能减少患儿心脏受损的程度。根据心脏病类型、病情严重程度、年龄、体重等因素选择正确的治疗方法与合适的手术时机是先心病取得良好预后的关键。

（2）定期复诊。病情可以保守观察的先心病患儿应定期复诊，通过心脏超声等必要检查监测心脏功能及病情变化。

（3）避免剧烈运动。先心病患儿应保持生活有规律，保持安静和充分的睡眠，避免大动作的哭闹、情绪激动与剧烈运动，以免增加心脏负担。

（4）避免感冒。先心病患儿抵抗力弱，家长要及时为患儿增添衣服，防寒保暖，避免感冒。

（5）合理喂养。家长在保证患儿摄入充足营养的情况下，避免其过饱、过度进食，导致胃肠道加重负担引起心脏不适。

▶ 8. 经皮冠状动脉介入治疗和冠脉搭桥术有什么区别？

冠状动脉粥样硬化性心脏病简称冠心病，指心脏供血的血管（冠状动脉血管）发生动脉粥样硬化病变而引起血管腔狭窄或阻塞，导致心肌供血不足、缺氧或坏死的心脏疾病。高血压、高血脂、高血糖、肥胖、吸烟酗酒、长期熬夜、情绪激动及遗传因素都会引发冠心病。血运重建治疗是冠心病治疗方法之一，即对狭窄严重的冠状动脉进行血运重建，以恢复心肌供血，改善冠心病症状及预后。常见的血运重建治疗包括经皮冠状动脉介入治疗和冠脉搭桥术，它们之间有区别：

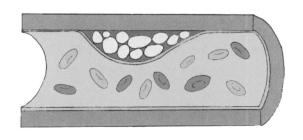

（1）适用患者不同。经皮冠状动脉介入治疗适用于心肌梗死急性期的患者；冠脉搭桥术适用于严重冠状动脉病变、不能接受介入治疗或治疗后复发以及心肌梗死后心绞痛的患者。

（2）手术方式不同。经皮冠状动脉介入治疗是利用心导管技术经外周动脉穿刺将支架送入冠状动脉管腔狭窄处，用扩张的球囊将其撑开并放置支架固定，以达到支撑的作用；冠脉搭桥术是截取患者本身的静脉或动脉血管，将血管植入狭窄的冠状动脉上下游，使血流绕过狭窄或堵塞的部位到达远端给心肌供血。

（3）康复期不同。经皮冠状动脉介入治疗属于微创手术，创伤小，患者康复期较短；冠脉搭桥术是需要开胸的外科手术，创伤大，患者康复期较长。

无论选择哪一种治疗方式都应听从医师的专业建议。

9. 冠脉搭桥术患者出院后注意事项有哪些?

冠脉搭桥术又称冠状动脉旁路移植术,指冠状动脉因动脉粥样硬化发生狭窄、阻塞导致供血不足时,在冠状动脉狭窄处的近端和远端之间搭建一条通道,使血液绕过狭窄或堵塞部位到达远端给心肌供血的外科手术。冠脉搭桥术患者出院后注意事项有以下几点:

(1)规律用药。患者出院后应遵医嘱规律服用抗凝、降脂、降压类药物,以维持冠状动脉的通畅和心脏的正常功能。

(2)伤口护理。术后患者需要注意伤口的护理,保持伤口清洁干燥,避免受到碰撞或摩擦。伤口出现轻微红肿胀痛为正常现象,患者不必过度担心;伤口出现脓性分泌物、严重疼痛和红肿等现象,患者应及时就医。

(3)定期复诊。冠脉搭桥术患者出院可能会发生血管再狭窄等并发症。因此,出院后应遵医嘱定期复诊,以确保手术效果,促进心脏功能的恢复。常规需行心电图检查,必要时行冠状动脉造影检查,以监测血管的通畅情况及防止并发症的发生。

(4)饮食调理。部分冠脉搭桥术患者出院后可能会出现恶心、呕吐等胃肠道不适症状,应避免摄入含有高脂、高盐、高糖、高胆固醇的饮食,以清淡、易消化的食物为主,减轻胃肠道功能负担。

(5)避免感冒。大部分术后患者的身体机能未完全恢复,应注意保暖,避免受凉感冒引起术后感染。

(6)避免剧烈活动。冠脉搭桥术患者出院后应避免剧烈活动,保持适当休息。遵循医师建议,进行适量的有氧运动,逐渐恢复身体活动强度和增强心肺功能,以提高身体抵抗力。

(7)保持乐观心态。保持良好情绪和乐观心态,做一些感兴趣的事情来缓解紧张情绪和焦虑感。

10. 冠心病患者放置了心脏支架或机械瓣膜,还能做核磁共振检查吗?

2007 年美国心脏学会(AHA)指出,除 2007 年之前的外周动脉支架外,市面上大部分冠脉支架产品已经过测试,并注明核磁共振检查(MRI)安全。有研究证实支架产品在≤3T的核磁共振检查中都是安全的，甚至可以在植入支架的当天进行核磁共振检查。但有必要对弱磁性的外周动脉支架的安全性进行考量，考虑支架是否会受到磁场的影响而移位或损坏。通常认为，植入支架6周以后磁场接触是安全的。如果金属裸支架或药物涂层支架已经稳定，可以考虑在专业医师的监护下进行核磁共振检查。

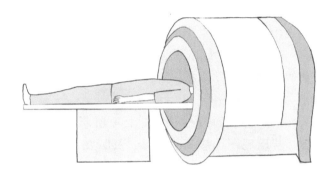

据2007年美国心脏学会（AHA）声明，市面上大部分的人工心脏瓣膜与瓣环进行核磁共振检查都是安全的。可以在任意时间进行≤3T的核磁共振检查。此外，固定胸骨的"铁丝"也被证明进行核磁共振检查是安全的。由于各地区材料的差异性，或许会产生局部热效应。所以，机械瓣膜也是安全的。

综上所述，已经放置了心脏支架或机械瓣膜的患者可以进行核磁共振检查。但在进行核磁共振检查之前，仍需要告知医师是否植入心脏支架或机械瓣膜，以便医师评估风险。

▶ 11. 心脏瓣膜置换术后患者需要注意什么？

心脏瓣膜置换术指采用人工生物瓣膜或人工机械瓣膜置换病变心脏瓣膜的手术，简称换瓣。心脏瓣膜置换术后患者做好自身疾病管理，对提高生活质量及预防术后并发症有着十分重要的意义。心脏瓣膜置换术后患者需要注意以下几个方面：

（1）抗凝治疗。血栓栓塞和出血是心脏瓣膜置换术后抗凝不当导致的严重并发症，因此，抗凝治疗是巩固心脏瓣膜置换术后的疗效与患者安全的保证。人工生物瓣膜置换术后患者需抗凝治疗3~6个月；机械瓣膜置换术后患者应终身抗凝治疗，每天按时服药，不可自行减少药物剂量或停药。

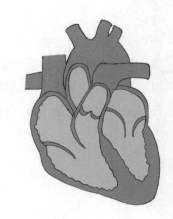

（2）合理饮食。心脏瓣膜置换术后患者的饮食应保证足够蛋白质、维生素的摄取，要注意清淡饮食，忌辛辣刺激性食物，戒烟限酒，减少水和盐的摄入量，大量的水和盐的摄入会增加心脏的负担，导致术后心衰的发生。

（3）注意休养。心脏瓣膜置换术后患者应保证充足睡眠，避免剧烈运动和过度劳累，活动时要量力而行、循序渐进，以不引起心悸气促为宜。

（4）定期复查。术后需定期复查，通过进行心脏彩超和心电图等检查监测心脏功能恢复情况，若出现不适应及时就诊，及时在医师指导下调整治疗方案，以免病情加重，耽误术后康复。

（5）保持良好情绪。手术后患者应保证心情舒畅，多到户外散心，尽量保持情绪平稳。

▶ 12. 猝死的高危因素有哪些?

猝死，世界卫生组织定义为：平素身体健康或貌似健康的患者，在出乎意料的短时间内，因自然疾病突然死亡。简单来说，就是"因病突然死亡"，从发生不适至死亡，病程一般在6小时内。在临床，"猝死"属于急症。多数患者在猝死前无明显征兆，导致其无法得到及时的救治。猝死的高危因素有：

（1）年龄因素。随着年龄的增长，患病几率增高，尤其是心血管疾病。在猝死患者中，因心血管疾病导致的猝死率为40%～50%，称为"心源性猝死"，其中以急性心肌梗死最常见。大部分猝死患者年龄高于40岁，此年龄段的人群上有老，下有小，生活压力大，患"三高"疾病较多，因此，猝死风险高。

（2）性别因素。男女皆有猝死的风险，但男性猝死率高于女性，因为吸烟酗酒的男性多于女性，长期吸烟酗酒会诱发心脏病，增加猝死的风险。

（3）季节因素。酷暑会引起血管扩张、体液流失，导致内脏供血量减少、血液黏稠度增加，增加猝死风险；严寒天气则会加重心脏负担，导致心肌缺血，严重者会发生急性心肌梗死。

（4）不良生活习惯。长期熬夜等不规律的生活习惯会增加猝死的风险。

（5）肥胖人群。暴饮暴食、不运动会引发肥胖，大部分肥胖人群易患高血压、高血脂、动脉粥样硬化等心血管疾病，导致猝死。

（6）情绪因素。中老年人情绪激动时，易引起猝死的发生。

（7）过度疲劳。当机体超过负荷，心脏会释放出疲劳的信号，过度劳累会导致猝死的发生。

（8）基础疾病控制不佳。患高血压、高血脂、冠心病等常见心血管基础疾病者未规律服药及定期复诊，疾病进展控制不佳时，会增加猝死的发生率。

▶ 13. 如何预防主动脉夹层的发生？

主动脉夹层是主动脉壁的病变，指主动脉内膜和中膜之间发生撕裂，使血液在其内部形成双层或多层假腔的极为危险的心血管疾病。主动脉是将血液输送到全身的重要血管，假腔的扩张可能会引起主动脉破裂，主动脉一旦破裂会导致患者严重内出血，甚至威胁生命。主动脉夹层的发病原因与高血压、主动脉瘤、吸烟、高血脂等因素有关。突发前胸或胸背部持续性、撕裂样或刀割样的剧痛是主要临床表现。此病需要及时治疗，才能防止严重并发症的发生。预防主动脉夹层可采取以下措施：

（1）控制血压。高血压是主动脉夹层的主要危险因素之一，因此，通过控制血压可以降低患主动脉夹层的风险。

（2）戒烟。吸烟是导致血管损伤的主要原因之一，因此停止吸烟可以预防主动脉夹层的发生。

（3）控制高血脂。高脂血症是主动脉夹层的另一个危险因素，应通过控制饮食和适量运动维持血脂正常水平。

（4）定期体检。高血压、高血脂患者需定期体检，按照医师的专业指导进行治疗。

（5）保持情绪稳定。情绪稳定可以有效预防主动脉夹层的发生。

（6）密切关注身体。若身体突发剧烈胸背痛，一定要及时前往急诊就医，以免错过主动脉夹层的早期诊断和治疗时机。

14. 如何预防贫血?

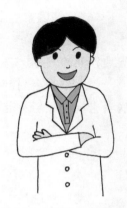

贫血是指人体外周血红细胞容量减少，低于正常范围下限，不能运输足够的氧至组织而产生的临床症状。由于红细胞容量测定较复杂，临床上以血红蛋白浓度来代替。我国血液病学家认为，海平面地区的成年男性血红蛋白<120克/升，成年女性（非妊娠）血红蛋白<110克/升，孕妇血红蛋白<100克/升，即为贫血。

贫血的症状因贫血的原因和程度而不同，有些人不会出现任何症状，有些人会表现出多种症状。常见的贫血症状有：①因血液中含氧量不足导致乏力、心悸及气促；②因血液中红细胞数量减少出现皮肤苍白、口唇苍白；③红细胞内含有铁元素减少导致头发、指甲变脆；④因脑部供氧不足导致头晕、头痛；⑤因胃肠道黏膜组织缺氧导致消化功能下降，出现食欲减退、消化不良等症状；⑥因机体含氧量不足导致代谢能力下降，易畏寒怕冷。

预防贫血可采取以下措施：

（1）避免接触有害物质。①避免杀虫剂、染发剂等化学物质和药物的长期接触；②避免X射线的长期接触；③避免EB病毒、巨细胞病毒和寄生虫的感染。

（2）合理安排膳食。①要增加富含微量营养元素食物的摄入，提高新鲜蔬果及鱼肉等优质蛋白质在饮食中的占比，提高铁的吸收率；②孕妇、哺乳期妇女每日应遵医嘱补充叶酸、铁剂；③婴幼儿要及时添加蛋类、猪肝等富含铁的辅食；④青少年要避免偏食。

（3）防治慢性疾病。做好肿瘤患者和慢性出血性疾病患者的防治。

15. 儿童经常流鼻血，是不是得了血液系统疾病?

儿童经常流鼻血，并不一定是得了血液系统疾病。鼻出血在儿童中较为常见，其原因可分为局部原因和全身性病因。

（1）局部原因：常见于鼻损伤、鼻部炎症、鼻腔异物、鼻中隔偏曲、鼻腔黏膜干燥等。①鼻损伤：部分儿童喜欢用手指或者用坚硬的物品挖鼻孔，导致鼻前庭处的毛细血管网破裂，从而引起鼻出血。这是儿童经常流鼻血最常见的原因；②鼻部炎症：鼻部有炎症时容易引起毛细血管扩张，出现鼻痒、鼻塞等不适，儿童会用力揉鼻子、擤鼻涕，导致毛细血管网破裂，出现鼻出血；③鼻腔异物：当鼻腔内长时间存在异物时，容易引起鼻黏膜坏死，导致鼻出血；④鼻中隔偏曲：当鼻中隔出现偏曲时，由于局部的黏膜处于暴露的状态，黏膜在受到反复刺激时，也有可能导致鼻出血；⑤鼻腔黏膜干燥：秋冬季节，空气比较干燥，当鼻黏膜的水分过量蒸发时，鼻腔黏膜会出现干燥，进而引起毛细血管网破裂，导致鼻出血。

（2）全身性病因：常见于血液系统疾病和急性发热性疾病等。①血液系统疾病：白血病、再生障碍性贫血等血液系统疾病可导致血小板下降，引起鼻出血。鼻出血常为血液系统疾病的首发症状；②急性发热性疾病：常见的有上呼吸道感染、消化道感染或全身感染，感染可导致鼻黏膜充血、肿胀，毛细血管扩张破裂，引起鼻出血。

鼻出血是比较常见的症状，大多数儿童鼻出血的病情都较轻，且具有自限性，通常经过按压止血，几分钟后就能缓解。如果儿童经常流鼻血，出血难以止住，伴有其他症状出现，应及时就医。

▶ 16. 淋巴结肿大意味着患有淋巴瘤吗？

淋巴结是人体内重要的免疫器官，负责过滤体内的细菌、病毒和其他异物，并产生抗体和淋巴细胞等免疫物质。当机体遭受感染、炎症、肿瘤等疾病的侵袭时，淋巴结可能会发生肿大，这通常是身体抵御病原体的正常反应。引起淋巴结肿大的原因有：

（1）感染。淋巴结肿大最常见的原因是感染，如感冒、扁桃体炎、结核、性病、肝炎、腮腺炎、艾滋病等。

（2）炎症。淋巴结还可能伴随其他炎症性疾病而肿大，如风湿性疾病、系统性红斑狼疮、干燥综合征等。

（3）过敏。过敏反应可能导致淋巴结肿大，如花粉热、药物过敏、食物过敏等。

（4）肿瘤。肿瘤是引起淋巴结肿大的一个重要原因。

（5）代谢性疾病。代谢性疾病也可能导致淋巴结肿大，如系统性肥大细胞病、糖尿病等。

综上所述，感染、炎症、自身免疫性疾病等原因都可引起淋巴结肿大。因此，淋巴结肿大并不意味着患有淋巴瘤。

淋巴瘤是一种由淋巴细胞发展而来的恶性肿瘤，它可以发生在淋巴结、脾脏、骨髓等任何部位的淋巴组织处。淋巴瘤常见症状包括：淋巴结肿大、持续发热、疲劳乏力、体重减轻、盗汗、皮肤瘙痒、贫血、胃肠道不适等。淋巴瘤的确诊需要进行淋巴组织活检和其他辅助检查。若出现淋巴结肿大等症状，应及时就医，在医师指导下进行检查以明确病因和诊断。

▶ 17. 哪些因素可能会增加患白血病的风险?

白血病是一类造血干细胞的恶性克隆性疾病。根据白血病的分化程度、自然病程的长短可分为急、慢性白血病。白血病起病急缓不一，急性白血病与慢性白血病的临床表现也各不相同。急性白血病发展迅速，患者出现贫血、高热和皮肤、鼻黏膜、牙龈等全身各部位出血、淋巴结肿大、脾大等症状。慢性白血病发展缓慢，患者有乏力、低热、盗汗、消瘦和食欲减退等症状。

白血病的高风险因素有以下几个方面：

（1）遗传因素。有些白血病可能与某些基因变异有关，家族中有白血病病例的人更容易患上白血病。

（2）辐射。长期接触高剂量的电离辐射会增加白血病的发生风险。

（3）化学品接触。接触某些有害化学品，如苯、甲苯等有机溶剂，会增加白血病的发生风险。

（4）免疫系统受损。免疫系统受损的人更容易患上白血病，如长期接受免疫抑制剂、器官移植或患有自身免疫性疾病等。

（5）病毒感染。某些病毒感染（如人类 T 淋巴病毒 1 型、EB 病毒等）也可能增加白血病的发生风险。

除上述因素外，年龄、性别、生活环境等也可能影响白血病的发生。另外，长期接触环境污染物、吸烟等也可能增加白血病的发生风险。

▶ 18. 多发性骨髓瘤的常见临床表现有哪些?

多发性骨髓瘤是一种浆细胞恶性增殖性疾病,特征是骨髓中的浆细胞像肿瘤细胞一样不断增长,大部分患者因分泌异常球蛋白而导致器官和组织受损。老年人比年轻人更容易患病。多发性骨髓瘤主要表现为骨骼破坏,同时伴随贫血、肾脏损害等症状。多发性骨髓瘤的常见临床表现有:

(1)骨痛。是多发性骨髓瘤最常见的症状,通常出现在腰部、胸部和盆骨等处,持续时间长短不一,有时可以加重。

(2)骨折。由于骨骼变薄和骨质破坏,多发性骨髓瘤患者容易发生骨折。

(3)贫血。由于骨髓受到瘤细胞浸润,正常造血受到抑制,导致贫血。

(4)蛋白尿。多发性骨髓瘤患者肾小球浸润,导致蛋白尿。

(5)感染。由于正常免疫球蛋白受到抑制,体液免疫能力下降,多发性骨髓瘤患者容易感染。

(6)非特异性症状。患者疲乏且食欲不振。

▶ 19. 下肢静脉曲张只是单纯影响美观吗? 如何避免下肢静脉曲张发生?

下肢静脉曲张是指小腿和大腿部位的静脉瓣膜功能不全,导致静脉回流受阻,从而使静脉曲张、扩张,形成明显的静脉瘤。下肢静脉曲张的病程是缓慢、并逐渐进展的,早期阶段容易被忽视,导致大部分患者就医时症状已较重,影响生活质量。由此可见,下肢静脉曲张不仅影响美观,还对患者的健康造成不良影响。下肢静脉曲张可出现下肢不适感、下肢水肿、

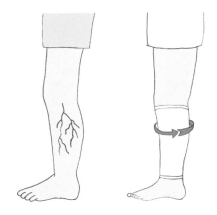

皮肤干燥、瘙痒、色素沉着或硬化等症状,严重的下肢静脉曲张可发生皮肤溃疡和出血、深静脉血栓形成等严重并发症。

避免下肢静脉曲张可采取以下措施:①维持合理的体重,避免过度肥胖;②避免长时间端坐、站立,尤其应避免双腿交叉;③经常进行散步、跳舞、骑自

行车等有氧运动，增强下肢肌肉力量；④避免长期穿高跟鞋和过紧的裤袜；⑤定期检查，便于早期发现下肢静脉病变。

若患下肢静脉曲张，医师会根据病情严重程度决定具体治疗方案。在初期，可穿弹力袜缓解下肢静脉曲张症状；若下肢静脉曲张严重，可选择静脉内血管成形术、激光治疗、静脉内介入等手术治疗方式。

第三章　消化系统疾病

▶ 1. 得了急性胃肠炎怎么办?

急性胃肠炎是胃肠道黏膜的急性炎症。本病是消化科门诊的常见病、多发病,常见于夏秋季,多由于饮食不当、暴饮暴食或食入生冷腐馊、不洁食物及受凉等引起。

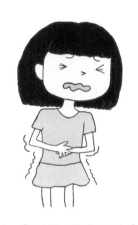

急性胃肠炎常见症状主要包括恶心、呕吐、腹痛、腹胀和腹泻等,严重者可伴有发热、腹部绞痛、脱水、电解质紊乱等。如果发生了急性胃肠炎,应注意以下事项:①症状较轻者,呕吐停止后,建议进食从米汤开始,有助于消化和吸收,增加进餐次数,慎食牛奶、糖类、豆制品,这些食物易引起肠道蠕动增加,导致胀气;②胃部、腹部要防寒保暖;③疾病恢复期间应尽量食用易消化的清淡食品,如白米粥、鸡蛋羹、面条等,忌高脂肪饮食;④应多休息、多饮水、避免劳累、戒烟戒酒,通过合理的饮食调节使肠胃功能逐渐恢复。⑤食物要煮熟,避免进食生冷、过夜的食物及进食辛辣刺激的食物。

急性胃肠炎一般经过补液、饮食控制与充分的休息后短时间内可恢复。若症状较前加重,请及时就医。

2. 患有慢性胃炎怎么办?

慢性胃炎是指各种病因引起的胃黏膜慢性炎症。慢性胃炎的分类方法很多,我国将慢性胃炎分为慢性浅表性胃炎(又称非萎缩性胃炎)、慢性萎缩性胃炎和特殊类型胃炎三大类。引起慢性胃炎的原因主要有幽门螺旋杆菌感染、十二指肠液反流入胃、不良饮食习惯、长期饮酒、自身免疫因素等,另外某些药物、过度吸烟、不良情绪和长期的精神压力等因素也可导致慢性胃炎。

慢性胃炎一般没有临床症状,部分人群表现为上腹部不适、嗳气、饱胀、反酸、食欲不振等症状,可伴有乏力、精神淡漠、舌炎等。少数人会因为慢性萎缩性胃炎出现贫血的症状。慢性胃炎的治疗包括一般治疗和药物治疗。

患有慢性胃炎,日常生活中要注意以下几个方面:

(1)调理饮食和生活习惯。①忌辛辣、刺激食物,少吃粗糙、纤维多的食物和过酸、过甜的食物以及饮料,进食应该细嚼慢咽;②忌烟、酒、浓茶、咖啡,不吃火锅、烧烤;③忌饮食不规律,暴饮暴食或长期饥饿都会引起慢性胃炎的复发;④宜进食高热量、高蛋白、高维生素、易消化的饮食,少量多餐;⑤宜采用蒸、煮、烩、焖、炖、氽的烹饪方法,使食物细软、易于消化。

(2)遵医嘱服药治疗。避免使用对胃黏膜有刺激的药物如阿司匹林等。对于合并有幽门螺杆菌感染的患者,要行根除幽门螺杆菌感染的治疗方案。慢性胃炎经过治疗后,症状可以得到缓解,但对于反复发作的患者,需要长期间歇性治疗。

(3)预防幽门螺旋杆菌反复感染。①要注意饮食卫生,尤其在外出就餐时选择公筷公勺或分餐制;②幽门螺旋杆菌感染存在家庭聚集性,为了预防患者的复发,应该对家庭成员的感染情况进行检测和根除治疗。

(4)调整心态。保持积极乐观、愉快的情绪,避免不良精神心理因素的刺激。

(5)定期复查。伴有萎缩、肠化生、不典型增生的人群,应定期随访和胃镜检查,必要时可以行内镜下的切除治疗。

> **3. 老是出现"反酸、烧心"，医师说是胃食管反流病，胃食管反流病患者日常生活中有哪些注意事项？**

胃食管反流病是指胃、十二指肠内容物反流入食管引起烧心等症状，并可导致食管和咽、喉、气道等食管以外的组织损害。胃食管反流病是一种常见病，其发病率随年龄增长而增加，无明显性别差异。烧心和反流是本病最常见、最典型的症状；非典型症状有胸痛、吞咽困难等。反流还可以引起咽喉炎、慢性咳嗽、声嘶，反流物吸入气管和肺可反复发生肺炎，甚至出现肺间质纤维化，有些非季节性哮喘也可能与反流有关。本病的治疗方法包括基础治疗、药物治疗、内镜治疗及手术治疗。

患了胃食管反流病，日常生活中应注意以下几点：

（1）改变生活方式。生活方式的改变是治疗的首要前提。睡前 3～4 小时内应避免进食，为了减少夜间反流可将床头抬高 15～20 厘米。戒烟、戒酒，因抽烟会减少唾液的生成，饮酒会降低食管下段括约肌张力，延缓胃的排空，使食管清酸能力下降。控制体重，过度肥胖者会增大腹压而促成反流。

（2）饮食调整。饮食以高蛋白、高维生素、低脂肪、无刺激、易消化的饮食为主，少食多餐。应避免摄入能降低食管下端括约肌压力的食物和饮料，如高脂肪油炸食物、巧克力、咖啡、橘子、西红柿、浓茶等。忌食过甜、过咸以及辛辣油腻的食物。

（3）避免增加腹内压。在生活中避免增加腹压的因素，如便秘、穿紧身衣及束紧腰带；避免做举重、引体向上、重体力劳动，有助于减轻腹内压，防止反流。

（4）坚持治疗、按时服药。胃食管反流病具有慢性复发倾向，对停药后很快复发且症状持续者，需要长程维持治疗。

（5）树立治疗信心。部分患者由于疾病反复，进食受限及反流的痛苦，常易出现消极心理，甚至伴有焦虑抑郁情绪，对于疾病治疗和恢复不利。因此要调整心态，调节情绪，坚持治疗，定期随访。

● 4. 体检时查出有幽门螺旋杆菌感染怎么办?

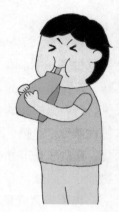

很多人在体检时会做碳 13 或碳 14 呼气试验,这个项目是检测胃内是否有幽门螺旋杆菌感染的一种方法,如果检测结果呈阳性,则提示感染了幽门螺旋杆菌。幽门螺旋杆菌是一种革兰阴性杆菌,主要藏在唾液、牙菌斑、胃和粪便里,通过人的口腔或粪便传播,且人是幽门螺旋杆菌的唯一传染源。幽门螺旋杆菌感染是慢性胃炎、消化性溃疡、胃癌的主要致病因素。幽门螺旋杆菌感染后部分人群没有症状,部分人群会出现胃胀、顽固性口臭、恶心、腹胀、食欲不振、嗳气等症状。

如果体检时查出来有幽门螺旋杆菌的感染,需要注意以下几点:

(1)根除幽门螺旋杆菌治疗。感染者需前往消化内科门诊就诊,在医师的指导下规范行根除幽门螺旋杆菌的治疗,且治疗后要复查是否得到彻底根除。

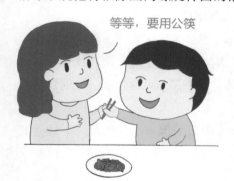

等等,要用公筷

(2)注意饮食卫生。就餐使用公筷公勺,尽量实行分餐制,避免幽门螺旋杆菌互相传染。家人间也要注意避免互相夹菜,尽量用自己的专属餐具,直至感染者完全治愈。

(3)避免口口喂食。大人把食物嚼了或咬下来再喂孩子的做法要避免,预防小孩被传染,避免口口喂食是预防的关键。日常生活中替孩子准备专用的餐具。感染者还要避免通过接吻的方式将幽门螺旋杆菌传染给他人。

(4)保持良好的生活习惯。对餐具定期进行消毒处理,主要以高温煮沸消毒为主,时间半小时左右为宜。同时要注意水要烧开才能喝,肉要做熟才能吃。

(5)保持良好的口腔卫生。定期更换牙刷、洗牙。家庭成员避免共用牙具、毛巾。

(6)饭前便后要洗手。幽门螺旋杆菌也可以通过粪-口途径传染,幽门螺旋杆菌可经由胃肠道随粪便排出，因此，日常要注意饭前饭后、去完厕所后要洗手。

幽门螺旋杆菌感染通过规范治疗大多可以得到彻底根除，所以无须太过担心。

▶ 5. 消化性溃疡是怎么回事？

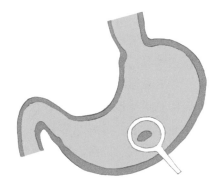

消化性溃疡主要指发生在胃和十二指肠的慢性溃疡，溃疡的形成与胃酸和胃蛋白酶对胃肠道黏膜自身消化作用有关，故称为消化性溃疡。本病是一种全球性常见病、多发病，发病有明显的季节性，秋冬和冬春之交是本病的好发季节，可发生于任何年龄，男性多于女性。十二指肠溃疡多见于青壮年，胃溃疡多见于中老年。

消化性溃疡典型表现为慢性过程、周期性发作、节律性疼痛。病程可长达数年或数十年，发作和缓解期交替进行。上腹部疼痛为主要症状，疼痛常与进食关系明显，胃溃疡的疼痛多在饭后半小时至 1 小时出现，至下次餐前缓解，即进食—疼痛—饥饿—缓解；十二指肠溃疡通常表现为夜间痛或者空腹痛，进食可以缓解。

▶ 6. 消化性溃疡的病因有哪些？

正常生理情况下，胃十二指肠黏膜具有一系列防御和修复机制，消化性溃疡是胃酸和胃蛋白酶的侵袭作用与黏膜的防御能力失去平衡，胃酸和胃蛋白酶对黏膜产生自我消化，导致疾病的发生。消化性溃疡的病因主要有以下几个方面：

（1）幽门螺旋杆菌感染。幽门螺旋杆菌是导致胃溃疡的重要因素之一，在胃溃疡中幽门螺旋杆菌的检出率为 70%～90%。

（2）药物因素。非甾体类药物阿司匹林、消炎痛、保泰松及糖皮质激素类药物等都能引发消化性溃疡。

（3）胃酸-胃蛋白酶分泌过多。胃酸分泌过多，胃酸、胃蛋白酶的侵袭作用与黏膜的防御能力之间失去平衡，导致黏膜自我消化形成溃疡。

（4）吸烟。烟叶中所含的尼古丁能引起胃黏膜血管收缩，降低幽门括约肌张力、使胆汁及胰液返流增加，从而削弱胃黏液及黏膜屏障，并抑制胰腺分泌碱性胰液，使中和胃酸的能力下降。吸烟人群的胃溃疡发病率明显高于不吸烟者，其溃疡愈合的过程也将延缓，复发率显著增高。

（5）饮酒。酒精可刺激胃酸分泌，对胃黏膜也有直接损伤作用。有饮酒嗜好，同时又经常吸烟或长期服用阿司匹林等药物者，更易发生溃疡病。

（6）其他因素。①遗传。部分消化性溃疡患者有该病的家族史，提示可能存在遗传易感性；②急性应激可引起应激性溃疡。持续过度的精神紧张、劳累、情绪易激动等神经精神因素，都可通过神经内分泌系统增加胃酸的分泌，影响胃肠道黏膜的血液营养供应，引起溃疡病；③不良的饮食习惯。暴饮暴食或无规律饮食，嗜好吃零食等。

综上所述，胃酸、胃蛋白酶的侵袭作用增强和（或）胃黏膜防御机制的削弱，是消化性溃疡的根本环节，任何影响这两者平衡的因素，都可能是本病发病及复发的原因。

▶ 7. 如何预防消化性溃疡?

预防消化性溃疡主要包括以下几个方面：

（1）预防幽门螺旋杆菌感染。因为幽门螺旋杆菌感染是消化性溃疡重要的致病因素。就餐时尽量实行分餐制，使用公筷公勺；避免共用餐具、水杯、牙具等引起传染；如家人有幽门螺旋杆菌感染要积极治疗，家庭成员也应去医院检查是否感染，一旦发现有幽门螺旋杆菌感染，应及时进行根除治疗。

（2）尽量避免长期服用对胃黏膜有刺激的药物。如长期口服阿司匹林、保太松、消炎痛、强的松等，此类药物对胃黏膜有损害，易导致消化性溃疡的发生，如必须使用，请在医师的指导下规范使用。

（3）避免精神过度紧张，避免劳累。消化性溃疡是一种心身疾病，心理因素对消化性溃疡影响很大。精神紧张、情绪激动或过分忧虑对大脑皮层产生不良的刺激，使得丘脑下中枢的调节作用减弱或丧失，引起自主神经功能紊乱，不利于食物的消化和溃疡的愈合。应适当进行减压运动，遇事多与家人、朋友沟通。日常劳逸结合，避免劳累。

（4）保持良好生活习惯。三餐定时，作息规律，不抽烟、不喝酒、少熬夜、少吃零食。少吃辛辣刺激性食物，少喝咖啡、浓茶等。尽量选择易消化、热量充足的蛋白质及维生素丰富的食物，饮食避免过烫。

（5）增强体质。适当地运动健身，增强机体抗病能力。

● 8. 消化性溃疡患者日常生活中要注意什么？

消化性溃疡经过及时治疗，一般可以治愈，但容易复发，如果不及时治疗，可能会引起严重的并发症，如消化道出血、穿孔、幽门梗阻等，反复发作的胃溃疡有一定的癌变风险。

如果患有胃溃疡或十二指肠溃疡，日常生活中应注意以下几点：

（1）坚持按疗程服药。应在专业医师指导下进行规范的药物治疗。患者应坚持服药，切不可症状稍有好转，便骤然停药，也不可服用某种药物刚过几天，见病状未改善，又换另一种药。还应注意慎用或停服对胃黏膜有刺激的药物。

（2）预防复发。避免精神刺激和精神过度紧张，作息规律，劳逸结合，降低溃疡的复发率。

（3）自我观察和随访。如突然出现呕血、解黑大便或上腹疼痛持续加重、规律消失等情况，应立即就诊。消化性溃疡患者还要定期随访和胃镜复查。

● 9. 哪些人需要警惕胃癌的发生？

胃癌是发生于胃黏膜上皮的恶性肿瘤。在我国其发病率居各类肿瘤的前列，发病年龄以中老年居多。胃癌早期一般无特异性症状，进展期表现为上腹痛、食欲下降、消瘦乏力、体重减轻等。

年龄≥40岁且符合下述任意一项者要警惕胃癌的发生：①胃癌高发地区人群；②幽门螺旋杆菌感染者；③既往有慢性萎缩性胃炎、胃溃疡、胃息肉、肥厚性胃炎、手术后残胃、恶性贫血等癌前疾病；④胃癌患者一级亲属（指一个人的父母、子女以及亲兄弟姐妹）；⑤喜欢高盐腌制的食品，或者有吸烟、重度饮酒等不良生活习惯者。

建议以上高危人群定期做胃镜检查。

▶ 10. 肝硬化患者日常生活中需注意什么?

肝硬化是一种由不同病因长期作用于肝脏引起的慢性、进行性、弥漫性肝病的终末阶段。肝硬化是消化系统常见病之一,在我国大多数由病毒性肝炎发展而来,少部分为酒精性肝硬化和血吸虫性肝硬化。肝硬化可分为代偿期和失代偿期,代偿期常无明显症状,失代偿期以肝功能损害和门静脉高压为主要表现,常出现上消化道出血、肝性脑病、感染等多种并发症。患有肝硬化,日常生活中要注意以下几点:

(1)注意休息。肝硬化患者不宜进行重体力活动及高强度体育锻炼。代偿期肝硬化患者可从事轻体力劳动,失代偿期肝硬化患者应多休息,尤其出现并发症(如大量腹水)患者应卧床休息。

(2)合理用药。①服用利尿药者注意每日监测体重和腹围,每日体重下降以不超过 0.5 千克为宜;②服用抗病毒药物时,应遵医嘱长期规律服用,避免擅自停药;③注意避免服用对肝脏有损害的药物。

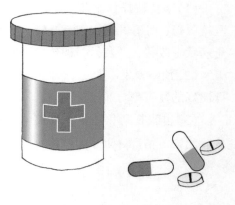

(3)调节饮食。肝硬化是一种慢性消耗性疾病,应选择高热量、优质蛋白、高维生素、易消化的食物。合并大量腹水时应进低盐饮食(盐的摄入量为 1.5~2.0 克/天,约为半个啤酒瓶盖),少食含钠高的食物如酱菜、罐头、腌制食品等;合并静脉曲张时以软食为主,避免粗糙、坚硬的食物;戒烟戒酒。

(4)避免感染。居室通风,养成良好的个人卫生习惯,避免着凉及不洁饮食。

(5)保持大便通畅。不宜用力排便、剧烈咳嗽等使腹内压增高的动作。

(6)做好疾病监测。肝硬化患者如果出现呕血、解黑色大便,或出现睡眠颠倒、精神错乱、性格改变、行为异常等情况时,需及时就医。大部分肝硬化患者需定期门诊复查。

▶ 11. 如何预防药物性肝损伤？

药物性肝损伤是在某种药物使用过程中，因药物的毒性损害或过敏反应所导致的肝脏损伤，亦称药物性肝病、药物性肝炎、药物性肝损害等，是常见的肝脏疾病之一。药物性肝损伤通常会发生在用药后的 1~4 周，以急性肝损伤最为常见。临床表现和其他肝炎大致相同：①以肝细胞损害为主者，表现为疲乏、食欲不振、恶心呕吐、尿黄、肝区不适等，肝脏肿大伴有压痛，转氨酶升高，血脂升高，血象中嗜酸性粒细胞升高；②以胆汁淤积为主者，表现为肝内小胆管胆汁淤积，并伴有肝细胞损害，表现为皮肤、巩膜、小便黄染，皮肤瘙痒、大便颜色变浅等。严重的药物性肝损伤也会引起大片肝坏死发生，形成重型肝炎，出现黄疸、凝血机制障碍、肝性脑病、上消化道出血，病情严重有可能危及生命。

药物性肝损伤重在预防，日常生活中应注意以下几点：

（1）不乱吃药。如果生病需要吃药，一定要在医师指导下服药，千万不能随便乱吃药。更不要擅自服用某些中草药如三七、土三七，某些土方、偏方及"保健品"等。中药制剂须在专业中医医师指导下使用。

（2）合理用药。严格遵守服药的禁忌，不随意增加服药的次数和剂量，避免滥用抗生素，服药时禁止饮酒。

（3）加强监测。一些慢性病的治疗，如在结核、肿瘤的治疗过程中要去医院定期监测肝功能，如果出现了乏力、恶心、没有食欲、转氨酶升高等症状，应及时就医。

▶ 12. 患有乙肝还能喝酒吗？

乙型病毒性肝炎（简称乙肝）是由乙肝病毒（HBV）引起，以乏力、食欲减退、恶心、呕吐、厌油、肝大及肝功能异常为主要临床表现。乙肝患者是不能喝酒的。因为酒的主要成分是乙醇，乙醇经过肝脏分解转化为乙醛，乙醛对肝脏的损害很大，喝酒会加重肝脏的负担，导致肝细胞变性或者坏

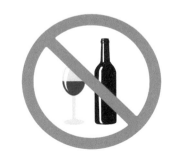

死，使病情出现恶化，加快向肝硬化甚至肝癌的方向发展。

乙肝患者日常生活中要避免食用对肝脏有害的食物，如霉变的花生、含有防腐剂和人工色素的食物等。要多吃新鲜的水果和蔬菜，多进食优质蛋白含量丰富的食物。适当活动，避免剧烈运动，有助于病情的稳定和长期健康的生活。

▶ 13. 家里有人患乙肝，怎样预防家庭成员间传染？

乙肝是一种传染性疾病，很多人对于乙肝比较恐惧，当家中有人被查出患有乙肝的时候，怎样预防家庭成员间被感染呢？其实乙肝是完全可以预防的。乙肝的传播途径主要有母婴传播、输血传播、性传播、医源性传播和密切生活传播。

家中有人得乙肝，其他的家庭成员应该注意以下几个方面：

（1）健康检查。如果家中有人得了乙肝，其他所有的家庭成员最好都去医院检查乙肝两对半，看是否被传染了。如果已经感染了乙肝，要及时治疗，如果乙肝抗原检测为阴性，就要加以预防。

（2）阻断乙肝的母婴传播。①如果孕妇为乙肝病毒携带者，则孕期要定期去医院检查肝功能及乙肝病毒定量，病毒载量高者需在医师的指导下进行抗病毒治疗，以减少母婴传播的几率；②新生儿出生以后12小时内尽早注射乙肝免疫球蛋白，同时在不同部位接种乙肝疫苗。

（3）接种乙肝疫苗预防。目前来说，预防乙肝而不被传染最有效的方法就是接种乙肝疫苗。乙肝疫苗全程需要接种三针，按照0、1、6的接种流程进行接种，也就是第二针和第一针间隔一个月，第三针和第一针间隔六个月。按流程接种疫苗可以有效产生乙肝表面抗体，有了表面抗体，证明身体内已产生了免疫力。但不是所有的人都能产生，而且乙肝表面抗体于6~12月达高峰，以后逐渐下降，所以建议定期检查乙肝五项，这样可以了解乙肝表面抗体的水平，如果没有抗体就得再次接种。

（4）生活中注意防护。健康人群不要接触乙肝患者的血液、体液以及粪便。一起生活当中只有当皮肤黏膜受到损害时，乙肝患者的体液接触到健康人破损的皮肤和黏膜上才有可能被感染。日常防护还要避免共用剃须刀、牙刷等，一起进餐、相互握手、相互拥抱、同一所房屋居住一般不会引起乙肝病毒的传播，因此不必过度担心。

▶ 14. 原发性肝癌的高危人群有哪些?

原发性肝癌是指发生于肝细胞或肝内胆管细胞的恶性肿瘤,其中肝细胞癌占原发性肝癌中的绝大多数。原发性肝癌为我国常见的恶性肿瘤之一,主要致病因素为乙肝/丙肝病毒感染所致的慢性肝炎、酗酒导致的酒精性肝病、非酒精性脂肪性肝病,其他高危因素还包括长期食用被黄曲霉毒素污染的食物、各种其他原因引起的肝硬化及有肝癌家族史等。

国内专家结合我国肝癌发病的高危因素和流行病学特点,将肝癌的高危人群确定为:具有慢性肝病和(或)有肝癌家族遗传史者,尤其是 40~75 岁因慢性乙肝病毒感染导致肝硬化的男性患者。

肝癌在我国的发病率高,病死率也高,相关研究提示肝癌患者的 5 年生存率及预后与癌症早期诊断率相关。因此,建议高危人群每半年做一次肝脏 B 超、血清甲胎蛋白(AFP)检查,必要时行腹部增强 CT 及核磁扫描。

▶ 15. 大便带血就是痔疮犯了吗?

虽说有句俗话叫"十人九痔",可见痔疮发病率之高,但大便带血不一定就是痔疮,还可能是肛瘘、肛裂、肠息肉、炎症性肠病等,尤其要警惕可能是结直肠癌的预警信号! 当前大众对结直肠癌认识不充分,结直肠癌看似很远,其实离我们很近,随着人们生活方式的改变,我国结直肠癌的发病率呈逐年增长趋势,严重威胁我国居民健康。

结直肠癌是源于大肠腺上皮的恶性肿瘤。排便习惯和粪便形状的改变常为本病最早出现的症状,多以血便为突出表现,或有痢疾样脓血便伴里急后重,有时表现为顽固性便秘,大便形状变细。因此,大便带血不一定是痔疮引起,还要警惕结直肠癌的发生。

结直肠癌的早期诊断率仅为 15%左右,结直肠癌的预后与"三早"(早发现、早诊断、早治疗)密切相关,早期结直肠癌 5 年生存率可达 90%以上,极早癌几乎可 100% 治愈，而发生远处转移的晚期结直肠癌 5 年生存率相对较低。结肠镜是结直肠癌筛查的金标准，因此定期筛查、及时检查很重要。

▶ 16. 什么是便秘？便秘有哪些危害？

便秘是指排便形态改变、排便次数减少，每周内排便次数小于 3 次，排出过干、过硬的粪便，且排便不畅、困难。有的人虽然 2~3 天才排 1 次大便，但是大便性状和量正常，就不算是便秘。有些人虽然每天都会排便，但是却排出困难、排不净、极其费力，仍然算是便秘。便秘根据病因可分为：①器质性便秘，即因肠腔狭窄或受压、肛周疾病、先天性巨结肠等所导致的便秘；②功能性便秘，即因饮食或纤维素食物摄入不足、滥用泻剂或灌肠等所导致的便秘。

长期便秘伴随症状有口臭、下腹饱胀感、嗳气、失眠、烦躁及注意力不集中等，严重者影响生活质量，还存在一些潜在的危害：

（1）引起或加重肛肠疾患。便秘时，粪便干燥，排出困难，可直接引起或加重肛门直肠疾患，如肛裂、痔疮、直肠脱垂等。

（2）诱发心、脑血管疾病。便秘排便时费时费力，腹压增高、血压升高、心肌耗氧量增加，易诱发脑出血、心绞痛、心肌梗死等情况而危及生命。

（3）形成肠梗阻、肠壁溃疡。粪便长时间停滞在乙状结肠或直肠壶腹部，水分被吸收，粪块变硬，甚至形成"粪石"，可堵塞肠腔导致肠梗阻，长时间压迫肠壁可形成肠壁溃疡，严重者可引起肠穿孔。

（4）增加患结肠癌的风险。便秘患者粪便滞留在结肠，致使粪便中各种致癌物质浓度升高，与结肠黏膜接触时间延长，增加患结肠癌的风险。

（5）导致精神心理障碍。慢性便秘可导致患者坐立不安，精神萎靡，注意力不集中，甚至失眠、焦虑、抑郁，从而影响工作和生活，降低工作效率和生活质量。

▶ 17. 日常生活中如何预防便秘?

便秘是临床常见疾病, 好发于女性以及中老年患者。日常生活中可从以下几个方面预防便秘:

(1)多饮水。日常应多饮水, 对于正常男性而言, 每天至少要喝进 1700 毫升的水, 女性至少 1500 毫升, 大约相当于 3~4 瓶矿泉水, 以保证粪便中有适当的水分, 利于粪便排出。清晨空腹先饮一大杯水再进行适当活动, 以促进胃肠道的蠕动。

(2)适量多吃新鲜的蔬菜水果。选择含纤维素较多的蔬菜和水果, 纤维素可以促进肠蠕动的增加, 并且可以吸收肠道中的水分使大便体积增加, 可促进大便的排出; 应该少吃不易消化、有黏性、过于精细的食物。蔬菜可以选择大白菜、韭菜、菠菜、萝卜、芹菜等, 含纤维素丰富的水果有苹果、火龙果、猕猴桃、雪梨、柚子、橘子等。

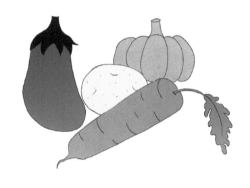

(3)选择合适的益生菌、喝酸奶。有些乳酸菌类的益生菌如双歧杆菌等, 对于改善便秘有良好的作用。市面上的乳酸菌发酵产品很多, 酸奶就是不错的一种。建议选择原味纯酸奶而不要选择花式、风味酸奶, 且发酵菌是 A-嗜酸乳杆菌、B-双歧杆菌等为佳。

(4)忌食辛辣刺激食物。戒烟酒。忌用刺激、强烈的调味品以及饮料, 如辣椒、芥末、胡椒、浓茶、咖啡等。

(5)养成良好的排便习惯。每日定时排便, 形成条件反射, 如养成清晨或餐后 2 小时排便的习惯。应该尽量避免精神心理、生活规律的改变、长途旅行、过度疲劳等因素导致的长时间不排便。排便时精神要集中, 不要玩手机、看书, 以免增加排便时间, 更易加重便秘。

(6)加强锻炼。可以每天定时进行快步行走、慢跑半小时以上, 以及腹部自我按摩。因为适当的活动和锻炼可以改善胃肠功能, 特别是腹肌的锻炼, 更有利于预防便秘。

（7）注意药物对排便的影响。部分老年人常同时患有多种慢性疾病，服用某些药物后可引起便秘的副作用，可在医师指导下合理使用通便药物。

18. 肠镜检查发现有息肉，切还是不切？结肠息肉切除后需要注意什么？

结肠息肉是指发生于结肠黏膜的各种局限性隆起病变。结肠息肉症状不明显，很多人往往没有任何症状，常在体检做肠镜检查时才发现，部分人群表现为大便习惯和形状的改变，比如大便次数增多、腹泻、便秘或者腹胀、便血等症状。结肠息肉的主要危害是有癌变的风险。研究显示，90%左右的结肠癌是由息肉演变而来，尤其是腺瘤性息肉和锯齿状息肉容易癌变，是明确的癌前病变，且腺瘤性息肉不会自行消失，直径超过 2 厘米的腺瘤性息肉癌变风险较大。因此，做肠镜时发现有息肉，应尽早切除。

大多数息肉都可以在内镜下完成切除，创伤小、恢复快。内镜治疗后应按医嘱注意饮食，适当休息，1 周内避免剧烈运动、提举重物等，以利于黏膜创面修复，防止出血、穿孔等并发症的发生。结肠息肉切除后，仍有复发的可能，因此，还要定期结肠镜检查并及时处理，有肠癌家族史的患者应增加肠镜复查的频率。

19. 发生大肠癌的高危因素有哪些？

大肠癌是消化道常见的恶性肿瘤之一，包括结肠癌和直肠癌。相关资料显示，我国结直肠癌发病人数、死亡人数随年龄增长呈现上升趋势。结直肠癌的病因尚不明确，但大量的研究证据表明结直肠癌的发生发展是由遗传、环境和生活方式等多方面因素共同作用的结果。

目前已经明确的结直肠癌的危险因素有：

（1）结直肠癌家族史。结直肠癌家族史与结直肠癌发病风险增高有关。

（2）炎症性肠病。炎症性肠病包括溃疡性结肠炎和克罗恩病，炎症性肠病患者的结直肠癌发病风险比一般人群高。

（3）红肉及加工制品的过量摄入。红肉是指哺乳动物的肉类，比如牛肉、羊肉、猪肉等。加工肉指的是经过熏制、腌制、风干等方式增加口味或有利于保存的肉类，如肉干、火腿、肉罐头、腊肉等。摄入较多牛肉和羊肉的人群结直肠癌发病风险增加。据世界癌症研究基金会（WCRF）和美国癌症研究所（AICR）于 2018 年的报告（以下简称 WCRF/AICR 报告）显示，红肉和加工肉类摄入与结直肠癌发病存在剂量反应关系，其中，加工肉类每日摄入量每增加 50 克，红肉每日摄入量每增加 100 克，结直肠癌发病风险分别增加 16% 和 12%。

（4）糖尿病。糖尿病患者的结直肠癌发病风险增高。

（5）肥胖。肥胖者的结直肠癌发病风险增高。根据 2018 年 WCRF/AICR 报告，体重指数（Body mass index，BMI）每增加 5 千克/米^2，结直肠癌发病风险增加 5%，并且结肠癌较直肠癌的发病风险升高更多；腰围每增加 10 厘米，结直肠癌发病风险增加 2%。

（6）吸烟。吸烟者的结直肠癌发病风险增高，且研究显示吸烟对结直肠癌发病风险的影响呈现剂量反应关系，吸烟量每增加 10 支/天，结直肠癌发病风险升高 7.8%。

（7）大量饮酒。大量饮酒已被证实与结直肠癌风险升高有直接联系。

对于大众而言，虽然很多因素会影响大肠癌的发生，但这些影响因素绝大部分可通过采取措施改变。增加对大肠癌知识的了解，养成健康的生活方式与饮食习惯等，对于预防结直肠癌的发生具有积极意义。

▶ 20. 结直肠癌的高危人群有哪些?

2020 年我国结直肠癌早诊早治筛查指南建议，所有 40 岁以上人群接受结直肠癌风险评估，中低风险人群应当自 50 岁开始结直肠癌筛查，建议高风险人群自 40 岁开始结直肠癌筛查，暂不推荐对 75 岁以上人群进行筛查。

具备以下任意一条，则视为结直肠癌的高危人群：①一级亲属（指一个人的父母、子女以及亲兄弟姐妹）有结直肠癌病史；②有结肠癌病史；③肠道腺瘤病史；④长期不愈（8~10 年）的炎症性肠病；⑤粪便潜血试验阳性。

90% 的结直肠癌是由息肉演变而来，而息肉变成癌一般需要 5~10 年甚至更长的时间。因此，要想阻止结直肠癌的发生，人们有充足的时间去早发现、早筛查。

▶ 21. 克罗恩病要长期吃药吗?

克罗恩病是一种病因尚不十分清楚的胃肠道慢性炎性肉芽肿性疾病。病变多见于末段回肠和邻近结肠,从口腔至肛门各段消化道均可受累,呈节段性或跳跃式分布。临床上以腹痛、腹泻、腹部包块、瘘管形成和肠梗阻为特点,可伴有发热、营养不良等全身表现,以及关节、皮肤、眼、口腔黏膜等肠外损害。本病有终身复发倾向,重症患者迁延不愈。

克罗恩病患者一经确诊,需在专业医师的指导下进行治疗。通过治疗可以达到改善症状、控制病情的效果,但是目前仍不能被治愈,很多患者需要长期服药控制。所以,克罗恩病患者需要严格遵守医师的嘱咐,坚持治疗,不随意更换药物或停药,密切观察 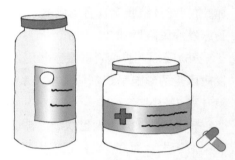 药物的不良反应,出现某些异常情况如头痛、发热、手脚发麻等症状需及时就医,服药期间定期门诊复诊。

▶ 22. 急性胰腺炎是怎么回事?

急性胰腺炎是多种病因导致胰酶在胰腺内被激活后引起胰腺组织自身消化、水肿、出血甚至坏死的化学性炎症。引起急性胰腺炎的病因较多,国内以胆石症、高甘油三酯血症、酗酒为主因,其他病因还包括高钙血症、手术和创伤等。

急性胰腺炎临床特征为急性上腹痛、恶心、呕吐、发热、血和尿淀粉酶增高等。本病可发生于任何年龄,以青壮年居多,90%为轻症,经治疗后预后良好,但容易复发;重症可导致心脏、肺、肾等器官的损害,危及生命。日常生活中预防急性胰腺炎要注意以下几点:

(1)控制疾病。积极治疗胆管结石、胆道蛔虫、肥胖、高脂血症等原发疾病。

(2)合理饮食。饮食宜清淡,避免高脂肪食物,避免暴饮暴食。

（3）戒烟戒酒。酒精会引起十二指肠和胆道括约肌痉挛，导致胰头水肿，引起胰管阻塞，影响胰腺分泌，胰管内压力上升，胆汁和胰液反流或溢出，会使病情进一步加重，甚至可能发展为出血性坏死，危及生命。

（4）控制体重。加强锻炼，将体重和血脂控制在正常范围内。

▶ 23. 胆囊炎是什么病？得了胆囊炎需注意什么？

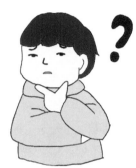

胆囊炎是临床常见病和多发病。胆囊炎是指胆囊壁的急慢性炎症反应。发病原因主要是胆汁淤积、细菌感染及胆固醇代谢障碍。根据疾病发病急缓和发病经过可以分为急性胆囊炎和慢性胆囊炎；根据是否伴有胆囊结石可分为结石性胆囊炎和非结石性胆囊炎。

急性胆囊炎常以油腻饮食为诱发因素，临床可见中上腹剧烈绞痛，持续性发作，阵发性加剧，并向右肩背放射，恶心、呕吐、发热，少数因感染严重者可有轻度黄疸，并发胆囊周围脓肿，胆囊穿孔引起腹膜炎，严重者可出现感染性休克。慢性胆囊炎临床表现常不典型，常在饱餐、进食油腻食物后出现腹胀、腹痛，较少出现畏寒、高热和黄疸，病史可长达数年或十余年，部分有胆绞痛和急性胆囊炎发作史。

胆囊炎可采取中西医结合的治疗方式，应根据病情发病急缓、是否合并胆囊结石等情况进行个体化治疗。急性胆囊炎采取手术治疗及非手术治疗的方式，慢性胆囊炎一般采取内科保守治疗。

胆囊炎患者需注意以下几个方面：

（1）饮食调理。胆囊炎患者的饮食控制非常重要。①宜清淡饮食，少食多餐，不可以吃油腻的食物，如油炸类食物和甜品，也不可以一次性进食过多。胆囊炎患者如做完手术后，消化功能下降，建议每餐减量，一天多餐，保证饮食均衡；②减少摄入胆固醇过高的食物，特别是动物肝脏的食物应尽量少吃；③多吃新鲜水果、蔬菜，补充维生素以及微量元素；减少辛辣刺激性的食物摄入，如辣椒、芥末、大蒜等；④慢性胆囊炎急性期应禁食脂肪餐，可食米汤、果汁、藕粉等流质食物。根据病情可适当采用少油半流质软饭，以清淡食物为主。

（2）注意生活起居。①养成良好的生活规律，避免劳累及精神高度紧张，保证充足的睡眠；②加强体育锻炼，如快走、慢跑、游泳等，防止过度的肥胖，因为肥胖是胆囊炎或胆囊结石的重要诱因；③避免寒冷刺激。要注意保暖，尤其是睡觉时要盖好被，防止腹部受凉，因为腹部受凉以后会刺激迷走神经，使胆囊强烈收缩。

（3）积极治疗胆结石。如已经发现有胆结石，要及时治疗，避免引起胆囊发炎。

（4）治疗胆道寄生虫。当有肠道蛔虫时，及时应用驱虫药物，用量要足，以防用药不足，蛔虫活跃易钻入胆道，造成阻塞，引起胆囊炎。

（5）调节情志。日常生活中宜修身养性，保持平和的心态，忌生气、抑郁、焦虑。

▶ 24. 胆囊结石是怎么回事？如何预防胆囊结石？

胆囊结石是一种常见的胆道系统疾病，常与胆囊炎共同出现。胆囊结石主要见于成年人，发病率在 40 岁后随年龄增长而增加，女性多于男性。大多数胆囊结石没有症状，常在体检时偶然发现，当胆囊结石引起胆囊炎症时可出现急性或慢性胆囊炎的表现。少数人会出现胆绞痛的症状：①疼痛位于右上腹或上腹部；②呈阵发性疼痛，或持续疼痛伴阵发性加剧，疼痛可向右肩胛部和背部放射；③疼痛时，多伴有恶心、呕吐；④疼痛常发生在饱餐、进食油腻食物后，或者伴随体位的改变；⑤首次胆绞痛出现后，部分患者一年内会再次发作。若有胆道感染则可发生寒战、发热，24~48 小时后可出现黄疸。

胆囊结石发病率相对较高，可从以下几个方面预防胆囊结石：

（1）改变不良饮食习惯。有规律地进食（一日三餐，定时定量）是预防胆囊结石的好方法。饮食做到"四忌"：忌食高胆固醇类、忌高脂肪性食物、忌暴饮暴食、忌烟酒咖啡。适当摄入优质蛋白质如豆制品、鱼虾、瘦肉、蛋清等食物，限制糖的摄入。避免进食含胆固醇较高的食物，如蛋黄、鱼子、动物肝、肾、脑。少吃零食和饮料。

（2）控制体重。肥胖者，尤其是 40 岁以上的肥胖女性，要通过饮食、运动等方式，将体重控制在正常范围内。正常人群，体重可以参考简易公式进行计算：理想体重（千克）= 身高（厘米）−105。

（3）治疗相关疾病。积极治疗糖尿病、高脂血症、肝硬化、溶血性贫血等与胆囊结石相关的疾病。

（4）孕妇做好围产期保健。女性在妊娠期间雌激素分泌水平异常，易增加患胆结石的风险。

（5）定期体检。每年进行 1 次体检，有家族史的人群要高度警惕胆囊结石的发生，早发现早治疗。

对于无症状的胆囊结石，可选择保守治疗，定期行腹部超声检查；对于有症状和（或）并发症的胆囊结石，首选胆囊切除术治疗。

第四章　泌尿系统疾病

▶ 1. 哪些因素会伤肾？

肾脏是人体排泄毒物及代谢废物、维持水和电解质平衡的重要器官。当肾脏功能出现不同程度损伤时，肾脏的排泄和调节等功能也会随之降低，如不及时治疗就可能发展为尿毒症，甚至危及生命。生活中的一些不良习惯或行为，都可能会造成肾脏损害。为保护好肾脏，要警惕以下几点易伤肾的因素：

（1）滥用药物。药物大多经过肾脏排泄，用药前不查看药品说明书、不按医嘱用药、长期服药，或擅自服用某些保健品都可能造成肾脏的损害。

（2）经常憋尿。有些人由于工作繁忙，憋尿时间过长，尿液储存在膀胱内容易滋生细菌，细菌可沿输尿管播散至肾脏，造成上尿路感染，如果不及时治疗可能会发展为肾脏病。

（3）饮水过少。长时间不饮水，排尿减少，肾脏对身体代谢产生的废物不能及时排出，就容易发生泌尿系统疾病。临床上如肾结石、肾积水、膀胱肿瘤等都与长期不喝水有着密切的关系。

（4）食盐过多。盐分摄入过多会加重肾脏排泄负担，食盐量高的人易引起水肿、血压升高等，高血压肾病的发病率也会增高。

（5）暴饮暴食。过量摄食很容易引起肥胖、痛风，是多种肾脏病的高危因素。肥胖合并糖尿病更容易发展成为慢性肾脏病。

（6）不良生活方式。吸烟、过度饮酒、熬夜、缺乏足够休息、长期缺乏运动，这些不良的生活方式易增加肾脏病的风险。

▶ 2. 尿中有血，是什么原因?

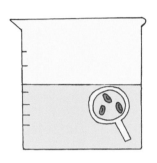

正常尿液的颜色呈淡黄色，清亮透明，根据饮水量的多少，颜色会稍有差异。正常人尿液中无红细胞或偶见红细胞，尿液中若含有一定数量红细胞则为血尿。血尿分为肉眼血尿和镜下血尿。肉眼血尿通常指人们用肉眼即可观察到呈洗肉水样、浓茶色或带有血色的尿液。镜下血尿是指新鲜尿离心后沉渣镜检，每高倍视野红细胞大于 3 个。

血尿是症状而非单独的疾病。出现血尿的原因有很多，大多数是由泌尿系统本身的病变引起的，如尿路感染(急慢性肾盂肾炎、膀胱炎等)、免疫反应性病变(肾病综合征、肾小球肾炎等)、结石(肾结石、输尿管结石、膀胱结石等)、肿瘤(膀胱肿瘤、肾癌等)、外伤、肾梗死等。泌尿系统邻近器官病变以及部分全身性疾病也可引起血尿。血尿是一个重要信号，也是提示身体可能有某种疾病的重要体征。当发现血尿时，请及时到医院就诊，查明原因，以便进行针对性治疗。

▶ 3. 如何预防泌尿系统感染?

泌尿系统感染又称尿路感染，是由于细菌侵入尿路上皮而导致的炎症反应，通常伴有细菌尿和脓尿。上尿路感染有肾盂肾炎、输尿管炎；下尿路感染有膀胱炎、尿道炎。由于女性尿道较短，为 3~5 厘米，且直而宽，尿道括约肌薄弱，因此，女性更容易患尿路感染。

泌尿系统感染的临床症状主要表现为膀胱刺激征症状，如尿频、尿急、尿痛等。30%急性膀胱炎患者会有血尿、下腹疼痛、尿液浑浊、腰痛、排尿困难等；部分患者可出现发热、畏寒等全身症状，多见于肾盂肾炎患者，提示感染比较严重，已经出现全身中毒现象。所以，预防泌尿系统感染很重要，预防泌尿系统感染要做到以下几点：

(1)多喝水、勤排尿。饮水不仅可以维持日常身体需求，同时还能起到促进排尿的作用，排尿可以冲刷尿路，减少尿路感染的发生。

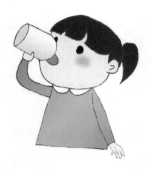

（2）养成良好的卫生习惯。注意会阴部的清洁，勤换洗内裤，大便后擦拭肛门时需按照从前往后的顺序擦，避免肛门周围细菌进入尿道，导致尿道感染乃至发生上行感染。成年女性需每日清洗外阴一次。此外，女性在洗澡时尽量避免盆浴，以免污水引发泌尿系统感染。

（3）性生活后注意卫生。泌尿系统感染多因性生活不洁引起，男女双方极易将存在于外阴、尿道、阴道等部位的病菌传播给另一半。因此，男女双方在进行性生活前，需对生殖部位进行清洗，在性生活前后最好排尿，冲洗尿路，减少感染的发生。

（4）防止尿液潴留。当人体出现尿意时，需及时将尿液排出，切忌憋尿。每晚睡前需排空膀胱再入睡，以免由于睡眠时间过长，膀胱长时间储存尿液导致泌尿系统感染的风险升高。

▶ 4. 泌尿系统结石是怎么回事?

泌尿系统结石是指发生在肾、输尿管、膀胱等泌尿系统内的结石，是常见的泌尿系统疾病。肾和输尿管结石主要症状是疼痛和血尿；膀胱结石典型症状是排尿突然中断，伴排尿困难和膀胱刺激症状等；尿道结石典型症状是排尿困难，伴尿痛、血尿等。影响结石形成的因素很多，以下是泌尿系统结石形成的常见原因：

（1）环境因素。气候干燥以及环境温度持续过高使体内水分蒸发过多，尿液减少，引起尿盐沉淀，易形成结石。

（2）饮食因素。高动物蛋白饮食会导致尿

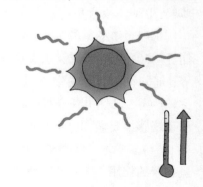

中钙、尿酸含量升高，尿液中的枸橼酸盐也会减少，这是促进结石形成的重要因素；高蔗糖饮食可引起肾实质钙盐沉着症，因为糖能促进肠钙的吸收，增加草酸吸收，造成尿钙排出增多。

（3）家族史。如果家族中有结石者，这部分人群得结石的几率会高一些。

（4）代谢异常。尿液中钙、尿酸、草酸、胱氨酸等结石成分排出增多，尿液酸碱度异常，尿液偏酸或偏碱，尿中抑制晶体形成的物质减少。

（5）局部病因。尿路梗阻、感染和尿路异物是导致结石形成的局部因素，梗阻可引起尿路感染以及尿路结石，而结石本身作为尿路异物又会加重梗阻和感染。

（6）不良生活习惯。饮水的次数少，摄入的水分不足，会使结石的发病率增加。

（7）药物因素。药物引起的肾结石占 1%～2%。

并非所有的泌尿系统结石都需要处理甚至是进行手术治疗。若结石较小，肾功能正常，无尿路感染，不存在梗阻，患者在医师指导下通过多喝水，可以考虑自行将结石排出，定期复查即可。当泌尿系统结石导致泌尿系统梗阻或积液时，则需尽快干预治疗。

▶ 5. 如何有效预防泌尿系统结石？

泌尿系统结石不但发病率高，复发率也高，任何使结石排出或手术取石的方法，只是对症治疗，对病因并没有改善，因此，泌尿系统结石的预防很重要。预防泌尿系统结石的措施有：

（1）多饮水。每次饮水 500～1000 毫升，每天 3～4 次，尽可能保持 24 小时尿量在 2000 毫升以上。因夜间或清晨是结石成分排泄的高峰期，因此除了睡前饮水外，夜间也可适量饮水。

（2）调节饮食。患者手术或自身排石后，可以将收集的结石样本送去医院进行结石成分分析，然后根据医院的分析结果对饮食结构进行调整。①尿酸结石：应以低嘌呤和细粮为主，多吃碱性食物，严格限制禽类、鱼、鲜肉、动物内脏的摄入，忌饮酒；②草酸钙结石：应避免食用高草酸、高钙食物，禁食如芒果、草莓、芝麻、苋菜、菠菜、浓茶、巧克力、坚果类食物，多食蔬菜、水果等碱性食物；③磷酸钙和磷酸镁铵结石：应避免食用动物内脏、坚果等含磷高的食物，避免摄入可乐、橙汁等碱性饮料，多吃乌梅、核桃仁等酸性食物；④胱氨酸结石：应限制食用禽、鱼、蛋、肉等富含甲硫氨酸食物。

（3）适当运动。加强身体锻炼能促进结石的排出，体内的小颗粒结石可以通过跳绳、蹦跳等跳跃运动及时清除。

（4）定期检查。在泌尿系统结石治愈半年后进行泌尿系统 B 超复查。同时应积极治疗前列腺增生、输尿管狭窄、尿路感染等泌尿系统疾病，预防泌尿系统结石的发生。

▶ 6. 前列腺炎患者需要注意什么？

前列腺炎是指前列腺由于受到致病菌感染和（或）某些非感染因素刺激而出现骨盆区域疼痛不适、排尿异常、性功能障碍等临床表现的一种常见病。感染途径包括尿道上行感染、直肠来源细菌直接扩散或通过淋巴管途径侵入、血源性感染等。前列腺炎作为一种常见病，临床表现为尿频、尿急、尿痛、尿不尽、排尿后滴沥，尿道口出现白色分泌物流出，会阴部、下腹部隐痛不适以及性功能混乱、早泄、勃起功能障碍、射精痛、睡眠不佳等，给患者的生活质量造成了严重的影响。前列腺炎患者注意事项如下：

（1）坚持治疗。除抗炎对症的药物治疗，还可进行前列腺按摩、前列腺微波理疗、热水坐浴等。

（2）注意饮食。饮食应清淡，多补充优质蛋白，如鱼、瘦肉、豆制品等，避免过多脂肪的摄入；多吃蔬菜水果，如西红柿、苹果等；忌烟酒、咖啡及辛辣刺激性食物；多喝水，多排尿。

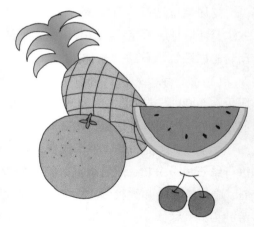

（3）保持良好生活习惯。加强运动，增强体质；按时作息，避免久坐、劳累、熬夜；保持性生活规律，促使疾病康复。

（4）保持良好心理状态。多参加社会活动，不要过分关注自己的症状。

▶ 7. 前列腺增生是怎么回事?

前列腺增生是引起老年男性排尿障碍最为常见的一种疾病。组织学上表现为前列腺间质以及腺体成分增生、前列腺体积增大,尿流力学提示膀胱出口梗阻,以下尿路症状为前列腺增生的主要临床表现。

尿频是前列腺增生患者最为常见的早期症状,尿频在夜间表现更为明显。随着病情的发展,梗阻加重,尿频逐渐加重,严重时可出现十次以上的夜尿。排尿困难是前列腺增生患者最重要的症状,主要表现为排尿迟缓、尿线变细、排尿费力、尿中断、排尿时间延长等。当梗阻加重达一定程度时,可发生慢性尿潴留及充溢性尿失禁。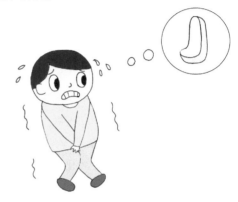前列腺增生可因劳累、久坐、饮酒、便秘等因素,使前列腺突然充血、水肿出现急性尿潴留,患者不能排尿,下腹疼痛难忍,常需予以急诊导尿处理。

前列腺增生体积小,症状较轻,不影响生活与睡眠,一般无须治疗,以观察为主,但需密切随访。一旦症状加重,应开始治疗。对症状严重已明显影响生活,药物治疗效果不佳,存在明显梗阻或合并有并发症者,如急性尿潴留、血尿、膀胱结石、肾积水等,应选择手术治疗,切除增生的前列腺组织,改善患者排尿症状。

▶ 8. 怎样预防前列腺增生?

因前列腺增生会影响排尿,让患者正常的工作生活受到很大的困扰,虽说可以进行治疗,但日常进行预防才是关键。预防前列腺增生的措施有:

(1)防止受寒。秋冬季节天气寒冷,应注意防寒保暖;不要久坐在凉石头上,因为寒冷可以使交感神经兴奋增强,导致尿道内压增加而引起逆流。

(2)戒烟戒酒。香烟中的有害成分很多,在一定程度上会降低人体的免疫力。饮酒可使前列腺处于充血的状态,易引起前列腺增生。戒烟戒酒是预防前

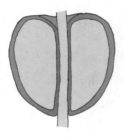
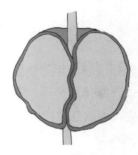

正常前列腺　　　　　　　　前列腺增生

列腺增生的重要措施。

（3）避免憋尿。憋尿的过程中会造成膀胱出现过度膨胀，降低男性的逼尿肌张力，引发排尿困难的症状。

（4）忌久坐不动。长期久坐会压迫前列腺，引起局部的血液循环障碍，从而引起前列腺充血。经常起身活动，对预防前列腺增生有一定的好处。

（5）合理饮食。日常不要吃太多辛辣刺激性的食物，辛辣刺激性的食物会刺激前列腺，使前列腺的症状更加明显。应以清淡饮食为主，多吃水果蔬菜，如冬瓜、西红柿、火龙果等。

（6）规律作息。过度劳累会降低男性的生理功能，容易引发前列腺增生。应早睡早起，避免熬夜，积极锻炼，增强身体抵抗力；频繁的性生活会使前列腺发生主动或被动地充血，从而使前列腺受到损伤并引发炎症，而适当有规律地进行性生活，能够有效避免前列腺增生。

▶ 9.哪些人属于前列腺癌高危人群?

前列腺癌是发生在前列腺的恶性肿瘤，好发于前列腺外周带。早期前列腺癌一般没有症状，当肿瘤侵犯或阻塞尿道、膀胱颈时，可出现尿频、尿急、排尿费力、排尿困难，甚至出现血尿、急性尿潴留等。晚期发生骨转移时，会引起骨骼疼痛、骨折、贫血、下肢瘫痪等症状。前列腺癌是男性最常见的恶性肿瘤之一，前列腺癌的高危人群有以下几类：

（1）年龄50岁以上者。年龄50岁以上的男性患前列腺癌较为常见，前列腺癌的发病率与年龄成正比，随着年龄增长发病率也会升高。

（2）有家族遗传史者。若家族中有一个一级亲属患有前列腺癌，本人患前列腺癌几率增加 1 倍以上。另外，家族史中有前列腺癌的人，确诊年龄可能比没有前列腺癌家族史的人会提前 6~7 年。

（3）不良饮食结构者。前列腺癌的发病率与饮食习惯也有一定的关系，如高动物脂肪饮食及过多摄入腌制食品会增加前列腺癌发病几率。

（4）雄激素分泌旺盛者。雄激素的调控失衡与前列腺癌的发病有直接关系，雄激素分泌越多的男性，患前列腺癌的几率会增加。

（5）不良生活方式者。性生活放纵、缺少运动、久坐不动、精神压力大等人群，易患前列腺癌。

▶ 10. 前列腺癌有哪些有效的早期筛查手段？前列腺特异性抗原升高一定是得了前列腺癌吗？

早期前列腺癌多数无明显症状，因尿频、尿急、排尿困难等泌尿系统症状前来就诊的患者，往往病情已较晚。正是因为前列腺癌这种隐匿性，突显了早期筛查的重要性。

前列腺癌筛查主要有直肠指检和前列腺特异性抗原（PSA）检查两种筛查手段。PSA 是前列腺癌早期筛查的重要指标。所以，50 岁以上的男性健康人群均需常规做 PSA 检查，以便及早发现有无前列腺癌。早期患者可以通过手术或放疗，达到治愈的效果。

PSA 是一种属于激肽酶家族的丝氨酸蛋白酶，由前列腺产生。正常情况下 PSA 主要局限于前列腺组织内，血清中含量极低，通常小于 4 纳克/毫升，当发生前列腺疾病如前列腺增生、前列腺炎特别是前列腺癌时，血清中的 PSA 水平明显升高。需要明确的是，PSA 升高并不一定患有前列腺癌。如果抽血发现 PSA 升高，应进一步完善直肠指检、影像学检查，必要时行前列腺穿刺活检。前列腺穿刺活检是诊断前列腺癌的唯一金标准。

▶ 11. 肾癌术后患者应注意什么？

肾癌是起源于肾实质的恶性肿瘤，是泌尿系统恶性肿瘤中致死率最高的一种。研究表明，肾癌与吸烟、肥胖、高血压、饮食、遗传等因素有关。大多早期肾癌无明显临床症状，健康体检时发现肾癌的比例高达60%。进展期肾癌可出现"肾癌三联征"，即肉眼血尿、腰痛和腹部肿块。约10%~20%的肾癌患者伴有发热、血沉增快、高血压、高钙血症、红细胞增多症、高血糖、肝功能异常、消瘦、贫血等全身症状。

肾癌常见的治疗手段是手术治疗，肾癌术后患者的注意事项如下：

（1）合理饮食。饮食以清淡为主，不要暴饮暴食。应适量摄入优质蛋白如鱼类、牛奶、鸡蛋等，多进食蔬菜水果。不宜摄入过多蛋白质，以免加重肾脏负担。限制盐的摄入，如少吃咸菜、榨菜等，少吃油炸食品，控制体重，避免肥胖。

（2）运动锻炼应适当。肾部分切除术后患者，一个月内应禁止如骑车、跑步等锻炼，避免弯腰，避免腰部受到碰撞，不宜提重物及做重体力家务活等。一个月内可以短距离散步；术后2~3个月，可进行有氧锻炼，如有氧操、太极拳等，但禁止剧烈运动。

（3）定期复查。肾癌术后患者要遵医嘱定期复查，主要是检查有无转移、复发、新生肿瘤等。同时应注意在医师指导下用药，避免滥用药物造成肾脏损害。

（4）养成良好的生活习惯。生活规律，早睡早起，避免熬夜。戒烟戒酒，并保持心情愉快。

12. 膀胱癌的高危因素有哪些？膀胱癌能早期发现吗？

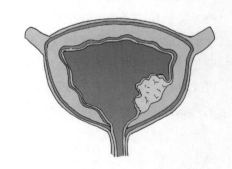

膀胱癌是起源于膀胱尿路上皮的恶性肿瘤，以中老年人为多见。膀胱癌的发病原因很多，危险因素主要有以下几个方面：

（1）吸烟。长期吸烟会导致身体吸入各种有害化学物质，约1/3膀胱癌与吸烟有关，吸烟是最重要的致癌因素。

（2）环境及职业暴露史。长期接触工业化学产品如染料、橡胶、油漆、皮革、塑料等，发生膀胱癌的风险会显著增加。职业因素是最早获知的危险因素。

（3）膀胱慢性感染。膀胱黏膜长期受异物刺激，如膀胱结石、膀胱憩室、长期留置导尿管、血吸虫感染等，都会使膀胱癌的发病几率增加。

（4）家族遗传。如果家族中有肿瘤患者，尤其是膀胱癌患者，遗传因素的影响也可能提高其家族其他成员的膀胱癌发病率。

（5）其他因素。长期大量服用含非那西丁的镇痛药、应用化疗药物环磷酰胺等；长期吃含硝酸盐的食物以及高脂肪饮食的人群，患膀胱癌的风险会升高。

膀胱癌通常可以早期发现，因为它有一个很显著的特点，就是血尿，而且这种血尿是无痛性的。血尿可自行减轻或停止，即尿液中的血液可能时而存在时而消失，尿液可在数周甚至数月内保持清澈，但这种血尿间歇性消失的现象并不是疾病缓解的表现。膀胱癌还可出现膀胱刺激征症状，如尿急、尿频和尿痛，排尿困难，晚期的膀胱癌可出现食欲不振、腹痛、骨痛、肾功能不全等。当患者出现血尿，特别是无痛性的血尿，一定要提高警惕，去医院就诊。

▶ 13. 膀胱癌术后患者如何预防复发？

膀胱癌术后复发率极高，有相当多的患者术后多次复发，这也是膀胱肿瘤与其他肿瘤不同的一个显著特征。膀胱癌治疗以手术治疗为主。手术方式主要有经尿道膀胱肿瘤电切术、膀胱部分切除术、根治性膀胱全切术。预防膀胱癌术后复发的措施有：

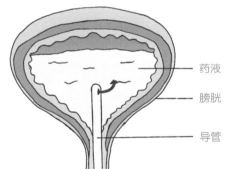

药液

膀胱

导管

（1）膀胱内灌注治疗。对于接受保膀胱手术的患者，术后规律膀胱灌注治疗极为重要。膀胱灌注治疗是指在膀胱内注射抗癌药物，将手术后残存的癌细胞杀灭。患者在膀胱癌手术后一定要遵医嘱进行定期灌注治疗，这样能使肿瘤复发的概率大大降低。

（2）定期膀胱镜检查。手术后要定期进行膀胱镜检查。发现膀胱肿瘤复发最可靠的方法就是膀胱镜检查。膀胱癌术后第 1 年、第 2 年每隔 3 个月复查一次，如果没有复发，第 2 年以后就可以每半年复查一次，第 3 年以后可以每年复查一次。

（3）多饮水、勿憋尿。多饮水后形成的尿液较多，尿中有害物质被稀释，对膀胱黏膜的刺激性会较小。不能够憋尿，因为憋尿会使膀胱内的毒素和病菌长期储存在膀胱内，对膀胱造成不良的影响，经常憋尿还会使毒素和病菌感染其他的部位，对膀胱癌手术后恢复产生不良的影响。

（4）合理饮食。膀胱癌患者在饮食上也要格外注意，保证摄入充足的营养，宜进食低脂肪、高蛋白、高维生素、易消化的食物。尽量多吃新鲜蔬菜、水果，不吃或少吃可能引起癌症的食物，如熏制品、咸鱼及盐腌制食物。

（5）养成良好的生活习惯。远离危险因素，戒烟戒酒，避免与苯胺类物质接触，少染发。生活有规律，早睡早起，不熬夜，适度锻炼，劳逸结合。

▶ 14. 隐睾患儿最好选择什么年龄段做手术？

隐睾症指睾丸未下降或下降不全，使睾丸未能降至阴囊，而停留于腹膜后、腹股沟管或阴囊入口等处。阴囊通过舒缩能调节其温度低于体温 $1.5℃ \sim 2℃$，以保持正常生精功能，而隐睾因未进入阴囊则局部环境温度较高，导致精子发生障碍。双侧隐睾症引起不育超过 50%，单侧隐睾症引起不育超过 30%。隐睾容易发生恶变，特别是位于腹膜后的隐睾，隐睾恶变的几率比一般人高出 40 倍。1 岁内的睾丸有自行下降可能，若睾丸未能如期下降，通常建议在 2 岁前行手术治疗，此时创伤最小，手术效果较明显，同时还能预防睾丸恶变。

▶ 15. 小孩包皮过长一定要手术吗？

包皮过长指包皮不能使阴茎头自然外露，但可以被动翻转者。包皮过长并非都需要手术治疗。

小孩包皮过长没有影响排尿，包皮过长的程度没有特别严重，没有局部感染、排尿困难等情况，也没有对小孩日常生活造成影响，这种情况可以暂时不考虑手术治疗。但在日常生活中要注意经常上翻包皮清洗，保持局部清洁。如果小孩包皮过长已经影响到阴茎的生长发育，如出现阴茎畸形、排尿困难或者排尿不出、局部炎症感染等现象，就需要及时就医，选择时机进行包皮环切手术。

▶ 16. 青少年出现哪些症状要警惕睾丸扭转?

睾丸扭转指睾丸沿精索纵轴旋转,造成睾丸的急性血流障碍。好发于青少年。引起睾丸扭转的原因可能与精索过长或睾丸下降不全等解剖畸形或发育不全有关。出现以下症状要警惕睾丸扭转的发生:

(1)睾丸疼痛。一侧阴囊内睾丸剧痛可放射至腹股沟、下腹部。常在睡眠中突然痛醒。

(2)睾丸肿大。患侧睾丸出现肿大,阴囊出现红肿,局部有压痛,触痛明显。用手托起阴囊时疼痛不减轻反而明显加重。

(3)睾丸位置改变。患侧睾丸位置较前升高,睾丸向上移位或睾丸呈横位。

(4)全身症状。少数患者可出现发热、恶心、呕吐等症状。

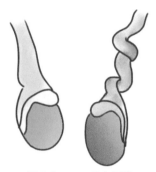

正常睾丸　　睾丸扭转

青少年身体一旦出现睾丸持续性的疼痛,要及时到医院就诊,经彩色多普勒超声确诊是否为睾丸扭转,一旦确诊,应立即手术复位,需要抓住治疗的"黄金6小时"。如症状出现6小时内复位者,睾丸功能基本不受影响。如果超过24小时才发现,可能导致睾丸出现萎缩,甚至坏死,男性的生育功能可能会受到影响。所以,日常生活中要重视睾丸疼痛、肿胀等症状,尤其青春期的患者突然出现睾丸肿胀、疼痛,应考虑睾丸扭转的可能,尽早去医院进行诊治。

▶ 17. 怎样预防男性不育?

男性不育是指夫妻有规律性生活一年以上,双方都未采取任何避孕措施,由于男方原因造成女方不孕者。引起男性不育的原因有:①精液问题,如精子活力下降、精子过少、无精子等;②生殖器问题,如隐睾、睾丸外伤、睾丸肿瘤、生殖器感染等;③药物问题,如使用大剂量糖皮质激素、免疫抑制剂、化疗药物等;④环境问题,如长期接触油漆、放射线等;⑤染色体问题,染色体异常会导致生殖器官的发育不全等;⑥习惯问题,长期骑脚踏车、不良作息、常穿紧身裤、吸烟等。

预防男性不育，应注意以下几点：

（1）规律性生活。频繁的性生活或长时间没有性生活，都会导致精子质量与数量下降，可能引起弱精症。

（2）合理饮食。保证充足的营养，应多吃优质蛋白质和富含锌的食品，适当补充维生素食物；在备孕期间多食瘦肉、新鲜水果及蔬菜等；不挑食、粗粮细粮混吃；不吃油腻食品及不健康的食品。

（3）远离有害环境。长期暴露在放射线辐射、化学工业、高温等环境下，会影响精子的产生与质量，容易导致男性不育。应尽量减少接触有害环境的时间或做好个人防护，降低对男性生育的影响。

（4）戒烟戒酒。尼古丁和酒精会抑制精子的产生，使部分精子发育不良或活力降低，甚至杀死精子，所以备孕时，男女双方都需戒烟戒酒，避免出现胎儿发育不良或畸形等情况。

（5）养成良好生活习惯。规律作息、避免熬夜、保证睡眠。在日常生活中不要穿紧身裤，应选择透气宽松的内裤，避免久坐，避免长时间骑车，积极参加有氧锻炼。

（6）保持心情舒畅。保持良好心态，及时消除性生活时的紧张、焦虑等情绪，部分男性可能对性生活有心理障碍，可及时进行心理干预，保证性生活的正常进行。

▶ 18. 肾病患者为什么会出现脸肿？

肾病患者脸肿主要是和原发疾病造成的低蛋白血症有关。肾病会造成肾脏的肾小球滤过膜损伤，大量蛋白从尿中丢失，血中的白蛋白逐渐减少。当患者血中的白蛋白明显降低造成血浆胶体渗透压下降，血管中的血浆成分就会渗出到皮下组织，而脸和眼睑是比较疏松的组织，所以，颜面部的水肿会表现得比较明显。另外肾病患者肾小球滤过率下降，排水能力下降，水分体内潴留也会引起脸肿。

▶ 19. 慢性肾炎患者在日常生活中应注意什么？

慢性肾炎以血尿、蛋白尿、高血压及水肿为主要临床表现，其起病方式不一，病情迁延，可伴有肾功能异常，如不注意护理，将会加快病情的进展。日常生活中慢性肾炎患者应注意以下几点：

（1）不要乱服药物。患者不应私自服用如抗生素和感冒类药物等，该类药物大多是通过肾脏代谢，如服用不当，会直接损伤肾脏功能。服药前一定要详细查看说明书，在专业医师指导下进行。

（2）合理饮食。慢性肾炎患者要依据该病的特点，合理安排饮食，适当限制钠盐摄入量，每日摄入量应在 6~8 克为宜，以防止出现水、钠潴留。有高血压、明显水肿或短期内有肾功能减退的患者，每日钠盐摄入量应限制在 2~3 克为宜，个别病情严重的患者每日钠盐摄入应限制在 1~2 克为宜。肾功能正常但尿中蛋白质丢失比较多的患者，宜补充鸡蛋白、鱼类、牛奶和瘦肉等生物效价高的动物蛋白。同时，在慢性肾炎患者的日常饮食当中，也要注意适当地食用蔬菜和水果，以补充体内维生素，促使患者更快康复。

（3）预防感染。慢性肾炎患者，机体的免疫功能紊乱，容易发生感染，要尽量少去人多或者通风不良的公共场所；在日常生活中要注意个人卫生，保持皮肤清洁，勤换洗衣物，经常修剪指甲；注意保暖，根据天气变化及时增减衣物，避免感冒。若有感染症状及时就诊。

（4）性生活适宜。是否能过性生活，要视患者的身体状况而定，若病情稳定，一般状态良好，可以进行性生活，但要适当控制次数，不应过度劳累。若患者性生活后身体出现疲惫乏力等不适症状，则应减少性生活的次数和强度。当身体状况不佳时，不宜过性生活，防止因劳累加重病情。

（5）劳逸结合。慢性肾炎患者，不论是在体力还是在脑力劳动当中，要适当地进行休息。避免过度劳累引起身体代谢紊乱，增加肾脏负担，致使肾功能受到进一步损害。

（6）保持乐观心态。由于慢性肾炎治疗过程较为缓慢，患者容易出现消极情绪，平常要保持积极向上的乐观情绪，积极配合治疗，促使身体更快恢复。

▶ 20. 如何预防慢性肾脏病？

慢性肾脏病是指多种因素引起的肾脏结构以及功能异常超过 3 个月，包括出现肾脏损伤相关标志或有肾移植病史，伴或不伴肾小球滤过率下降；或不明原因肾小球滤过率下降低于 60 毫升/分钟超过 3 个月。慢性肾脏病的患病率和病死率高，合并心血管疾病的危害性高，早期不容易发现，出现明显症状时可能已发展到尿毒症，因此预防慢性肾脏病非常重要。预防慢性肾脏病的措施有：

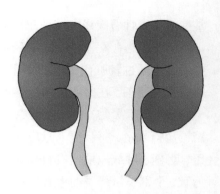

（1）谨慎用药。慎用各类具有肾毒性的药物，包括中药和保健品等。

（2）合理饮食。饮食上应低盐、低脂，盐和脂肪摄入多会加重肾脏负担，增加患肾脏病风险。避免摄入大量的高蛋白食物和高胆固醇食物，合理膳食，控制体重，避免肥胖；不憋尿，多喝水，成人每日需要喝水 1500~2500 毫升。

（3）严格控制易引起肾脏病的疾病。患有可能引起肾损害的高血压、糖尿病、痛风等疾病，应在专科医师指导下及时治疗。定期体检，注意检测尿常规、肾功能等，以便发现早期肾损害。

（4）保持良好的生活习惯。注意休息，避免劳累；戒烟戒酒；适当进行锻炼，增强身体抵抗力。

▶ **21. 什么是尿毒症？尿毒症患者的饮食有哪些注意事项？**

尿毒症是慢性肾功能衰竭的终末阶段，在早期主要表现为食欲不振、恶心、呕吐、血压升高、蛋白尿、浮肿、贫血等症状。随着病情的发展，尿毒症患者体内代谢废物和毒素不能正常排出，可伴有水、电解质、酸碱失衡以及内分泌功能障碍，引起心血管、神经、消化、呼吸、血液等多个系统器官的功能和代谢异常，需要通过定期透析或进行肾移植手术来维持生命。

尿毒症患者合理的饮食可大大提高患者的透析与生活质量。为减少因饮食不当造成的不良影响，患者应注意以下几点：

（1）控制水分的摄入。尿毒症患者因肾功能障碍、尿量减少，如水分摄入过多，可加重水肿症状，引起高血压，严重者会出现心力衰竭，所以要严格控制患者的饮水量。

（2）控制钾的摄入。尿毒症患者肾脏功能障碍，易发生高血钾而引发心律失常，应避免食用含钾过高的食物，如香蕉、菠菜、胡萝卜、红枣、葡萄干、虾皮、橘子等食物。

（3）控制磷的摄入。尿毒症患者多伴有磷代谢异常，应避免食用含磷过高的食物，如动物内脏、坚果、黄豆、浓茶、蛋黄、豆制品、巧克力、紫菜、酱油等。

（4）控制钠盐的摄入。尿毒症患者食用钠盐过多，会引起水肿、血压升高等症状。患者应避免食用含钠盐过多的食物，如咸肉、紫菜、腌制品、方便面、海带、酱油、味精等。

（5）摄入适量的蛋白质。蛋白质摄入过多，会造成肾脏负担加重，摄入过低会发生营养不良。应尽量选择鸡蛋、鱼、肉类等优质蛋白食物。

（6）摄入足量的热量。尿毒症患者应注意补充高热量食物，如小麦淀粉或玉米淀粉，热量较高，蛋白质含量低，可作为主食。

（7）适量补钙。尿毒症患者在血液透析治疗过程中，多伴有维生素 D 缺乏，治疗期间饮食中尽量选择维生素 D 及钙含量丰富的食物。

▶ 22. 居家腹膜透析患者注意事项有哪些?

腹膜透析即腹透，是指利用患者自身腹膜的半透膜特性，将透析液定时、规律灌入患者腹腔中，使血液与透析液进行溶质交换，达到清除体内代谢废物，维持机体电解质和酸碱平衡以及清除体内过多液体的目的。腹膜透析的优势有：能在家进行，生活更自主，更好地保护残余肾功能，操作相对简单，对心血管系统影响较小。所以有部分患者会选择居家腹膜透析治疗。居家做腹膜透析需要注意以下几点：

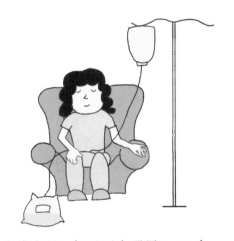

（1）环境要求。环境清洁、干净，室内光线充足，每天开窗通风 2~3 次。室内操作前，用稀释的 84 消毒液（84 消毒液与水的比例为 1∶100）擦拭物体表面并清洁地面；用紫外线灯进行室内空气消毒，每次消毒 30 分钟，每日 2 次。进行紫外线消毒时应关闭门窗、空调等，消毒时人离开操作室。不要在未消毒的环境中进行腹膜透析操作。

（2）加热透析液。过热或过冷的腹透液灌入腹腔会给患者身体带来不适感，腹透液温度应保持在 37℃ 左右。可使用恒温箱或加热袋干加热法加热，加热的时候不要把透析液的外袋撕开或除去。切不可采取湿加热的方法加热，如把透析液放在水中水煮加热。

（3）无菌操作。操作前修剪指甲，按六步洗手法洗手，戴口罩，避免接触腹透用物以外的物品，掌握正确操作步骤，并严格无菌操作。

六步洗手法

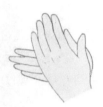

第一步：手心对手心

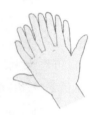

第二步：手背与指缝

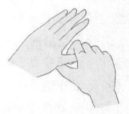

第三步：手心对拇指

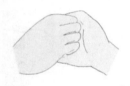

第四步：手心对指背

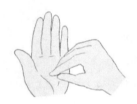

第五步：手心对指尖

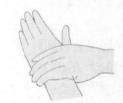

第六步：手心对手腕

（4）保护好腹透管。腹透管是患者的生命线，需要患者维护好。要避免穿过紧的衣服，避免将皮带按压导管处，避免导管折叠、扭转、牵拉等。要将导管固定在皮肤上，每3~5天需对腹透导管出口处进行换药护理。

（5）合理饮食。①由于腹膜透析时大量蛋白质从腹膜透析液中丢失，所以要给患者充分补充优质蛋白，如鱼、瘦肉、禽类、牛奶和蛋等；②补充富含维生素C的食物以及富含B族维生素的食物，如新鲜蔬菜、水果等；③补充富含纤维素的食物，如粗面面条、全麦面包等；④控制盐分的摄入量，推荐食盐每日3~6克，少吃咸肉、咸菜、榨菜、香肠、腌鱼等含盐高的食物；⑤低磷饮食，如少吃乳酪、动物内脏、坚果、大豆类等含磷高的食物；⑥少吃含钾高的食物：如土豆、香蕉、橘子等；⑦限制脂肪的摄入：要尽量避免吃含有大量脂肪的食物，如奶油、肥肉等。

（6）注意观察患者的病情。要准确记录患者 24 小时出入量。在进行操作前要测量并记录好患者血压、体重，进行腹膜透析时如患者出现透出液浑浊、持续性腹痛、发热等症状，极有可能是出现了腹膜炎，要及时就医。

（7）养成良好的生活习惯。生活有规律，洗澡时要用淋浴禁止盆浴，避免剧烈运动，如游泳等。

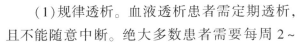

▶ 23. 血液透析患者需要注意什么？

血液透析是目前急性肾功能衰竭及终末期肾病患者最常用的肾脏替代治疗方法。它是将患者体内的血液引流至透析器，使血液与透析液进行物质交换，从而清除血液中多余的代谢废物和水分，维持电解质和酸碱平衡，并将经过净化的血液再重新回输到患者体内的过程。血液透析患者需要注意以下几个方面：

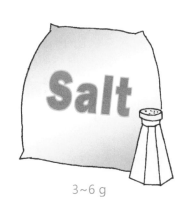

3~6 g

（1）规律透析。血液透析患者需定期透析，且不能随意中断。绝大多数患者需要每周 2 ~ 3 次血液透析，每次 4 小时。只有通过充分的血液透析，才能有效清除患者体内毒素及多余的水分，保障患者透析质量。

（2）合理饮食。①适当控制盐分的摄入：不吃含盐高的腌制食品如腌鱼、腌肉等；少食用酱油、味精等；②严格控制钾的摄入，避免吃含钾量很高的食物，如香蕉、土豆、橘子、紫菜等；因钾溶于水，可以通过焯水的烹饪方式降低钾的摄入，如将蔬菜、肉等食物浸泡或水煮；③高热量优质蛋白饮食，每天注意热量摄入，加强营养；④低磷饮食，含磷高的食物主要存在于奶制品、蛋黄、动物内脏等食物中，应尽量减少食用。

（3）管理体重。透析期间，要严格控制好干体重（干体重就是"目标体重"，是水在平衡条件下的体重），每次透析体重增长不得超过干体重的 3% ~ 5%。因此，患者需严控水分摄入，一周 2 次透析时，每天喝水量为前一天的尿量加上 300 毫升；一周 3 次透析时，喝水量为前一天尿量加上 500 毫升。

（4）改善贫血状态。贫血的常见症状有：面色、口唇、甲床等苍白，呼吸困难、头晕、乏力等。应在专业医师指导下合理使用一些药物，如铁剂、促红素、叶酸等。

（5）保护血管通路。血管通路是患者的生命线，平日应加强维护。对于深静脉导管，局部应保持清洁、干燥。睡眠时应健侧卧位或平卧位，防止导管受压。不宜剧烈咳嗽和剧烈活动，防止导管滑脱。若导管滑脱应立即压迫止血，及时到医院处理。对于动静脉内瘘侧肢体要注意保暖，避免穿袖子过紧的衣物，最好不要佩戴首饰。应避免在内瘘侧肢体输液、采血、输血及测量血压等。每天例行检查内瘘情况，保证内瘘通畅，如有异常，及时就医。

（6）皮肤护理。血透患者出现皮肤瘙痒、干燥等情况时，不要抓挠，可涂抹润肤霜缓解症状；注意个人卫生，修剪指甲，避免因抓挠污染穿刺部位；选择柔软宽大舒适的棉质衣物；洗澡水不要过热，容易造成瘙痒加剧。

（7）心理护理。患者需要长期进行血液透析治疗，会有来自社会、经济、病情等各方面的压力，容易出现恐惧或焦虑等不良情绪，家属需要给予患者鼓励，保持乐观平和的心态，积极配合治疗。

▶ 24. 肾移植术后患者日常需要注意什么？

肾移植是终末期肾脏病的治疗方法之一，它是将正常的肾脏通过手术植入受者体内，恢复患者排尿及代谢的功能。患者在接受肾移植术后，因需长期服用免疫抑制药物，易导致抵抗力下降。为减少相关并发症的发生，肾移植术后患者日常需要注意以下几点：

（1）坚持按时定量服药。肾移植术后患者需要终身服用免疫抑制药物，在服药的过程中，应严格按照医嘱准时服药，并严格掌握服药的剂量。免疫抑制剂切忌自行停药、减药、更换药物。

（2）注意饮食结构。饮食要以低脂、高维生素和适量的优质蛋白为原则，保证合理、营养均衡的饮食结构。多选择禽类或鱼类，少食猪肉、牛肉，适量食用含钙丰富的食物，如奶类或奶制品等；多吃水果和绿叶菜，避免服用人参、蜂胶等提高免疫力的药品及保健品；禁止食用影响免疫抑制药物浓度的食物，如葡萄、柚子等。不能吃得过饱，提倡少食多餐，所有食物都要经过煮沸消毒处理，避免食用不熟、不干净食物。戒烟戒酒。

（3）预防感染。避免出入人群密集或者通风不良的公共场所，必要时佩戴好口罩；在初期康复阶段最好单独居住，避免接触生病人群；居住环境保持通风和卫生，尽量不要养花草，不要饲养和接触宠物；勤洗手，注意口腔卫生。

（4）注意监测体温、血压、体重、尿量。患者术后每天需要记录体重、体温、血压及 24 小时尿量。肾移植术后患者服用的免疫抑制药物，需按照体重计算调整给药量，如果体重过快增加，会增加药物的用量，所以术后 1 年内应严格控制体重。此外，应密切关注血压的变化，若血压过低，防止晕倒以及摔伤。

（5）避免阳光下暴晒。患者术后应适当地进行日晒。建议选择每日上午十点或下午四点左右，避开阳光最强烈的时候，且以晒背为主，每次 30 分钟即可。在紫外线强的高海拔地区要避免阳光直接照射皮肤，以防止紫外线的照射造成皮肤组织损害以及皮肤癌的发生。

（6）坚持运动锻炼。患者肾移植术后 3 个月内建议以慢走、散步等方式为主，避免剧烈运动。3 个月后可以开始进行适当的有氧运动如慢跑、骑自行车、游泳、太极拳等。运动锻炼应遵循循序渐进的原则，逐渐增加运动量。

（7）坚持定期随访。严格遵照医师的建议，坚持定期门诊随访。随访的医师最好相对固定，有助于了解患者既往病情。除每次门诊规律随访外，每年进行一次全身检查。

（8）养成良好生活习惯。生活要有规律，避免熬夜，保证充足的睡眠。保持精神愉快，学会控制自己的情绪，树立起战胜疾病的信念，用积极乐观的态度面对疾病。

第五章　内分泌系统疾病

▶ 1. 什么是糖尿病？

糖尿病是由多种病因引起胰岛素分泌和（或）利用缺陷，以慢性高血糖为特征的一种代谢性疾病。由于长期碳水化合物以及脂肪和蛋白质代谢紊乱可引起多系统损害，可能导致眼、肾、神经、心脏、血管等组织器官慢性进行性病变、功能减退，甚至衰竭。当治疗不当或中断、应激状态时，可发生急性严重代谢紊乱，如糖尿病酮症酸中毒、高渗性高血糖综合征。

那么，在什么情况下可以诊断为糖尿病呢？当出现烦渴、多饮、多尿、多食、不明原因体重下降等典型症状，并有以下情形之一时即可诊断为糖尿病：①随机（一天中任意时间）静脉血浆葡萄糖≥11.1 mmol/L；②空腹静脉血浆葡萄糖≥7.0 mmol/L；③75 克口服葡萄糖耐量试验后的 2 小时静脉血浆葡萄糖≥11.1 mmol/L；④糖化血红蛋白≥6.5%。值得注意的是，确诊糖尿病需要综合考虑多种因素，包括症状、家族病史、血糖水平等。在急性感染、创伤等其他应激情况下，也可出现暂时性血糖升高，须在应激消除后复查，再确定糖代谢状态。

糖尿病主要分为 1 型糖尿病和 2 型糖尿病两大类型，两者都是以慢性血糖升高为主要特点，但两者在病因和临床表现上有所不同。

（1）胰岛素分泌或胰岛功能不同。1 型糖尿病自身的胰岛素分泌绝对不足，所以，需要早期开始补充外源性胰岛素治疗，且需要终生依赖外源性胰岛素以维持生命和控制血糖；而大多数 2 型糖尿病患者自身产生胰岛素的能力并没有完全丧失，多为胰岛素抵抗，可以通过单用口服降糖药物或注射胰岛素，或口服降糖药和注射胰岛素联合进行治疗。

（2）发病年龄和起病情况不同。1型糖尿病多见于儿童和青少年，患者多饮、多食、多尿、消瘦的症状较明显，起病大多较急，1型糖尿病患者的血糖波动比2型糖尿病患者更大，控制血糖平稳更难；2型糖尿病多见于中老年人，是在糖尿病中最常见的一种类型，且患者往往体型较胖，起病隐匿，多无明显症状。

▶ **2. 糖尿病治疗的"五大法宝"是什么？**

糖尿病是一种伴随患者终生的慢性疾病，因此，每个患者都需要在医务人员的专业指导下正确掌握糖尿病自我管理的"五大法宝"，也就是常说的"五驾马车"。

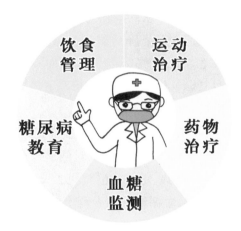

（1）饮食管理。饮食管理通常也称作"营养管理"，是糖尿病治疗的基础，并非狭义上的限制饮食摄入，而是要恰当摄入所需食物量。饮食每日热卡量根据个人的身高、体重、体型、活动情况、营养状况等来估算，尽量均衡多样化。患者在血糖治疗调整期间要注意定时定量，每天进食的时间及量基本固定。要注意饮食评估，如果患者的血糖、血脂达标或正常，体重逐渐达到并维持理想体重，说明患者的饮食方案是恰当的，否则需要在专科医师的指导下重新调整。

（2）运动治疗。规律运动可增加胰岛素敏感性，改善体质成分，提高生活质量，有助于控制血糖。①运动的选择。糖尿病患者适合有氧运动和抗阻力运动，建议以有氧运动为主，抗阻力运动为辅。运动锻炼从低强度运动开始为宜，结合个人的喜好选择不同的运动项目，当身体逐渐适应了一定强度的运动之后，再酌情增加运动强度；②运动的禁忌。运动治疗需根据个体情况进行，当患者合并急性或慢性并发症时，就不适合运动。合并急性并发症：糖尿病酮症或糖尿病酮症酸中毒合并急性感染（发热等）；血糖>16.7 mmol/L；明显的低血糖症状或血糖<4.0 mmol/L。合并慢性并发症：严重心脑血管疾病（不稳定性心绞痛、严重心律失常、一过性脑缺血发作等）；增殖性视网膜；严重糖尿病肾病，糖尿病足溃疡。当患者有以上情形，暂时不适合运动锻炼。

（3）药物治疗。①药物选择。关于是否需要药物治疗、怎么选择药物治疗的问题，需要注意在专科医师的指导下进行规范、长期治疗，并且不可随意调整、更换或中断。②正确服用。由于作用机理的不同以及考虑到药物可能的不良反应，需要重视不同种类药物的服药时间。只有正确、按时和坚持服药，才能起到最佳的降糖效果。如一日一次的降糖药，建议早晨服用，因不受进餐影响，也可相对固定一个时间点服用；降低餐后血糖的口服降糖药或餐前胰岛素，通常要注意及时摄入适当量食物，不可只服药而不摄入饮食，以免低血糖等意外情况发生。③按时复诊。患者需在医师指导下根据自身血糖控制情况及时调整口服药物或胰岛素用量，以个体化用药。

（4）血糖监测。血糖监测是糖尿病治疗非常重要的环节之一，能够及时发现高血糖与低血糖，并依据血糖水平的高低及时调整饮食、运动及药物治疗方案。患者居家管理血糖时可每周或每月完整监测2天到3天血糖（空腹、三餐后2小时和睡前的血糖），根据血糖结果在专科医师指导下调整降糖药和胰岛素用量。不同年龄、糖尿病病程、合并症或并发症等不同，患者血糖控制程度标准有所不同，具体见下图。

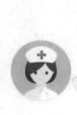

分层目标	空腹或餐前（mmol/L）	餐后2 h或随机（mmol/L）	不同糖尿病人群
严格	4.4~6	6~8	新诊断、非老年、无并发症，精细手术
一般	6~8	8~10	心脑血管高危人群，择期手术，外科重症监护室
宽松	8~10	8~12	低血糖高危人群、心脑血管住院、肝肾功能不全、75岁以上老人，预期寿命<5年，精神/智力障碍，急诊手术，胃肠内/外营养，内科重症监护室

（5）糖尿病教育。对于有肥胖、糖尿病家族史等糖尿病高危人群，通过健康教育，普及预防糖尿病相关知识，改变不良生活方式，减少或降低糖尿病患病风险。对于糖尿病患者，通过接受糖尿病相关知识和自我管理技能的学习，了解糖尿病的病因、危害、治疗、并发症，正确掌握血糖监测、口服药物及胰岛素等方面的知识，从而有效地进行自我护理，更好地控制血糖，延缓糖尿病并发症的发生。

▶ **3. 糖尿病是否会遗传？糖尿病患者打胰岛素后会产生依赖吗？**

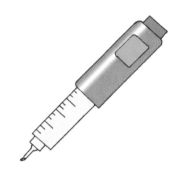

糖尿病具有一定的遗传倾向，但遗传的不是糖尿病本身，而是容易患糖尿病的体质，即糖尿病易感性。有糖尿病家族史的人群并不一定会患糖尿病，当直系亲属中存在糖尿病患者时，后代患糖尿病的几率会明显增加。1 型糖尿病患者由于体内存在易感染因素，与人类白细胞抗原有联系，使遗传易感性增强，一旦病毒感染或自身免疫起作用就会发病。2 型糖尿病基因的遗传占主导地位，其遗传方式可能是常染色体隐性遗传，而且是多基因遗传。在遗传比例当中，2 型糖尿病比 1 型糖尿病更加明显一些。如母亲患有 2 型糖尿病，子女患糖尿病的几率大概是 20％；父母均患有 2 型糖尿病，子女患病的风险则会增高至 25％左右。

糖尿病患者打胰岛素后不会产生依赖，也不存在"上瘾"这一说法。1999 年之前，糖尿病分为胰岛素依赖型糖尿病和非胰岛素依赖型糖尿病，因此，很多人误认为糖尿病患者一旦使用胰岛素，就会"上瘾"。人体分泌的胰岛素，主要参与血糖代谢。当血糖升高时，胰岛素分泌增加，而当血糖降低时，胰岛素分泌即减少，从而维持血糖的相对稳定。胰岛素药物类似于人体分泌的胰岛素，因此，注射胰岛素是因为身体需要，而不能称为依赖。为了避免类似的"误会"，世界卫生组织于 1999 年已经废除了关于胰岛素依赖型糖尿病和非胰岛素依赖型糖尿病的糖尿病分类方法。

▶ 4. 发生低血糖时应如何处理?

低血糖通常是指糖尿病药物治疗过程中发生的血糖过低的现象,可能导致患者不适,甚至危及生命。对于正常成人来说,低血糖是指血糖浓度低于2.9 mmol/L;对于正在接受药物治疗的糖尿病患者来说,低血糖的标准要高一些,是指血糖浓度≤3.9 mmol/L。低血糖临床表现有:①交感神经兴奋症状。可能出现软弱无力、出汗、心悸、面色苍白、视物模糊、四肢颤抖、饥饿感、恶心呕吐、烦躁、焦虑等症状。②中枢神经症状。可能会出现神志改变、认知障碍、头痛、言语障碍、幻觉、痴呆、癫痫发作等,甚至昏迷、休克。值得注意的是,部分患者在多次低血糖症发作后,可出现无警觉性低血糖症,患者并没有心悸、出汗、视物模糊、饥饿、无力等先兆症状,通常发生在夜间。也有部分老年患者低血糖时可表现为行为异常或其他非典型症状。

一旦怀疑发生低血糖,不要慌张,可用血糖仪监测血糖值,如果没有血糖仪可直接按低血糖进行处理:

(1)进食。即刻口服15~20克的含糖食物,如2~3颗糖果或方糖;1杯牛奶或果汁;1~2片面包;2~3块饼干。

(2)复测血糖。15分钟后复测血糖,如血糖仍低于3.9 mmol/L,可再次摄入相当于15~20克含糖食物。

(3)补充食物。如血糖在4.0 mmol/L以上,但距离下一次进餐时间2小时以上时,可以考虑再次补充一些食物。

(4)及时送医。如出现低血糖昏迷等严重情况,家属可在患者口腔黏膜、牙龈上涂抹蜂蜜等,并立即送往就近医院抢救。

▶ 5. 妊娠期糖尿病是怎么回事?

妊娠期糖尿病是指在妊娠之前血糖正常,而在妊娠以后才出现的血糖异常,但又未能达到糖尿病诊断标准。与妊娠中后期的生理性胰岛素抵抗相关,妊娠期糖尿病占妊娠期高血糖的75%~90%。需要注意与糖尿病合并妊娠区别,糖尿病合并妊娠是指在妊娠之前已经诊断为糖尿病。

在孕期任何阶段行75克口服葡萄糖耐量试验(OGTT):①5.1 mmol/L≤空

腹血糖<7 mmol/L；②1 小时血糖≥10 mmol/L；③8.5 mmol/L≤2 小时血糖<11.1 mmol/L。任一个点达到上述标准即可诊断妊娠期糖尿病，但孕早期空腹血糖随孕周会逐渐下降，在单纯空腹血糖大于5.1 mmol/L的情况下，暂不诊断为妊娠期糖尿病，需密切追踪随访确定。

妊娠期糖尿病的高风险人群有：①有糖尿病家族史；②有妊娠期糖尿病史；③高龄妊娠；④肥胖，BMI（体重指数）≥27 kg/m² 者或中心性肥胖者危险性更高；⑤产科因素，如无明显原因的多次自然流产史、巨大儿分娩史、胎儿畸形及死胎史、新生儿呼吸窘迫综合征分娩史等。高危人群第一次产检即应检查血糖。建议所有孕妇妊娠24～28周均行"糖筛"检查。

妊娠期糖尿病对母儿的影响及影响程度取决于糖尿病病情及血糖控制水平。病情较重或血糖控制不良者，对母儿影响较大。①对孕妇的影响。可能引起自然流产、羊水过多、妊娠高血压综合征、感染、酮症酸中毒等。②对胎儿和婴儿的影响。可增加围产期胎儿病死率、胎儿畸形、巨大胎儿、智力低下的风险，还可能引起新生儿呼吸窘迫综合征、新生儿低血糖症、新生儿低钙血症与低镁血症、新生儿高胆红素血症等严重情况。

▶ 6. 得了妊娠期糖尿病，怎么办？

孕妇在确诊了妊娠期糖尿病之后，需要综合管理来控制血糖，以避免急慢性并发症。

（1）饮食管理。①饮食均衡。控制总热量，尽可能选择血糖生成指数不高的食物，在烹饪方法上注意尽量选择清蒸或水煮。饮食多样，营养均衡，合理控制碳水化合物、蛋白质、脂肪的比例，合理控制孕妇、胎儿体重增长。②饮食清淡。饮食宜低脂、少油、少盐，避免精制糖的摄入。③适当高纤维饮食。注意适当摄入高纤维饮食，这样能有助于控制餐后血糖上升的速度及幅度，促进肠蠕动，减少或改善便秘。④少量多餐。可以将平时的3餐总量分为5～6餐，这样可以降低血糖峰值水平。强调睡前加餐，有利于控制血糖和预防夜间低血糖。

（2）血糖监测。在血糖控制平稳或不需要胰岛素治疗的情况下，每周至少测一天4个时间点（空腹和三餐后2小时）的血糖，其他情形酌情增加监测血糖次数。

（3）血压监测。当收缩压≥140 mmHg 和（或）舒张压≥90 mmHg 时，应考虑启用降压药物治疗。控制血压过程需与产科医师密切随访或按时复诊，以及时发现有无妊娠期持续高血压状态或更严重的情形。

（4）体重管理。整个妊娠期需注意规律产检，监测体重变化，管理体重合理增长。

（5）降糖药物。①胰岛素：可在专科医师的指导下，使用人胰岛素（短效、中效及预混的人胰岛素）、胰岛素类似物（门冬胰岛素、赖脯胰岛素及地特胰岛素）；对于空腹及餐后血糖均高的孕妇，推荐三餐前短效或速效胰岛素，联合中效或地特胰岛素进行治疗。②二甲双胍：除二甲双胍外，其他口服降糖药暂时均不推荐应用于孕期。降糖的目标是空腹血糖小于 5.3 mmol/L，餐后 2 小时血糖小于 6.7 mmol/L。

（6）产后管理。妊娠期高血糖对母儿两代人的影响并不因妊娠终止而结束，①产后血糖控制目标及胰岛素的应用，参照非孕期血糖控制标准。根据血糖等检测结果决定是否应用及调整胰岛素剂量。②鼓励母乳喂养。③需进行随访复诊。在产后 4~12 周，行 75 克葡萄糖耐量试验，评价糖代谢状态。如存在高危因素者，产后 1~3 年仍需要注意筛查。④新生儿出生后 2~6 小时常规测血糖，以预防新生儿低血糖对脑细胞的损害。

▶ 7. 糖尿病足是怎么回事？

糖尿病足是指糖尿病患者因下肢远端神经异常和（或）不同程度的周围血管病变而引起的足部感染、溃疡和（或）深层组织破坏，是糖尿病常见并发症之一，是全球非外伤性截肢的首要原因，患者截肢率是非糖尿病患者的 15 倍。需要注意的是，糖尿病患者往往由于足部一次微不足道的创伤或皮肤破损，就可引发经久不愈的溃疡，甚至坏疽。

糖尿病足按足部缺血严重程度分型可分为缺血型、神经型和神经缺血型。其中，缺血型常常表现为下肢发凉、行走困难、间歇性跛行、静息痛等症状，后期可出现溃烂、干性坏疽等；神经型主要表现为下肢感觉异常，可有麻木、疼痛，但足部皮肤温度正常或升高，溃疡常伴有感染，经过患足减负后溃疡易于愈合；神经缺血型介于神经型与缺血型之间，也称混合型，在我国最为常见，兼有行走困难等下肢缺血症状和周围感觉异常等神经症状。

▶ **8. 如何预防糖尿病足？**

糖尿病足重在预防，在日常生活中，需要注意以下几点：

（1）双脚检查。养成每天检查双脚的习惯，查看足部是否有裂痕、溃疡、水疱、红斑、污点和肿胀，如出现足癣、皲裂、嵌甲、肢体麻木疼痛等情况，需及时就医治疗。如处理不当，很可能错过最佳的愈合期。

（2）足部清洁。每天用温水洗脚，水温不能太热，通常37℃左右，浸泡时间不要太长。避免使用热水袋、电热毯、电烤炉等热脚，因为糖尿病患者感觉较为迟钝，容易受到热力损伤且不能及时感知发现。

（3）修剪趾甲适宜。如果是年龄较大、视力不佳、行动不便的糖尿病患者，宜由患者家属代为修剪。修剪时需要注意避免过度修剪，特别是脚趾甲两侧不得修剪过短而形成嵌甲，以防诱发甲沟炎或脓性趾头炎。

（4）鞋袜合适。避免穿紧口的袜子、小号或较硬的鞋等，尽量穿稍偏大、厚底、宽头的专业健步鞋或运动鞋，避免因过度摩擦、挤压足部而形成胼胝或水疱。

（5）运动适度。可根据患者整体的身体状况，选择合适的运动。运动前后注意适当拉伸，以维持肌肉、韧带的柔韧性，提高平衡能力。运动过程中如足部不适，应检查足部或鞋。科学运动可以促进下肢血液循环，保持足部的活力。

▶ **9. 什么是骨质疏松？哪些疾病可以继发骨质疏松？**

骨质疏松通俗而言，是指原本坚固硬朗的骨头，变成了又酥又脆的"朽木"一般，骨头的质量和力量都不同程度下降，轻微的碰撞可能引起骨折。实际上，正常人的骨头外面有一层坚硬的壳，里面包裹着海绵状的骨组织（骨小梁），通过骨形成与骨吸收的动态平衡来维持骨的完整性和柔韧性。从出生到成年，骨形成占优势，成年后骨吸收与骨形成达到平衡，到老年时期骨形成逐渐减慢，而骨吸收加快，加上其他可能的多种原因引起的骨代谢异常，如果骨吸收大于骨形成的速度，骨量会逐渐减少，骨的微观结构变小变细，骨骼就如同"朽木"一般易于折断。

骨质疏松的症状主要表现为：①脆性骨折。是骨质疏松比较常见和严重的表现，在很轻微的动作，如打喷嚏，或很轻微的外伤之后就出现骨折，常见于脊椎压缩性骨折、前臂手腕及髋部骨折。②全身疼痛。常为不明原因的疼痛，如腰背部、四肢、颈肩等处疼痛，在夜间更为明显。③身高变矮或驼背。随着年龄增长，身高逐渐变矮、出现驼背时，需注意是否存在骨质疏松，应及时就医，进行骨密度等检测。

部分骨质疏松患者属于继发性骨质疏松，简单而言，影响骨的钙磷代谢、引起钙磷流失增加的疾病，可以引起继发性骨质疏松。继发骨质疏松的疾病主要为：①甲状旁腺功能亢进、过早的绝经闭经等内分泌系统疾病；②炎性肠病、胰腺疾病和胃肠道功能吸收不良等胃肠道疾病；③多发性骨髓瘤、白血病等血液系统疾病；④类风湿关节炎、系统性红斑狼疮等风湿免疫病；⑤癫痫、脑卒中、脑萎缩、帕金森病等神经系统疾病；⑥慢性代谢性酸中毒、终末期的肾病等。

▶ 10. 哪些人群容易出现骨质疏松？

随着年龄增长，骨量丢失逐渐增加，大部分骨质疏松患者是没有特殊疾病或药物引起的原发性骨质疏松，原发性骨质疏松的高危人群主要如下：

（1）绝经后女性。女性比男性更容易患骨质疏松症，尤其是绝经后的女性，因为女性在围绝经期雌激素水平断崖式下降，骨量丢失加速，容易出现骨质疏松。我国 50 岁以上的人群，骨质疏松症女性患病率为 32.1%，男性为 6.0%；65 岁以上人群，骨质疏松症女性患病率为 51.6%，男性患病率为 10.7%。

（2）老年人。70 岁以上的老年人，约一半患有不同程度的骨质疏松症。

（3）"重口味"者。常年喜食高钠饮食的人，因为钠和钙在机体中会随血液来到肾脏，经过肾脏被重新吸收回血循环系统供机体利用。在重吸收过程中，钙和钠是相互竞争关系，大量钠会影响肾脏对钙的重吸收，而随着尿液排出体外，引起血钙下降，需由骨头中储存的钙来释放补充，以维持血钙稳定或正常，进而骨钙及骨量逐步减少。

（4）吸烟、酗酒者。过量摄入酒精或烟草会使得钙、维生素 D 及性激素减少，直接影响骨骼细胞功能。

（5）过于消瘦者。体重指数低下的人群缺少肌肉和脂肪保护骨骼，更容易得骨质疏松症。

（6）有骨质疏松家族史者。骨密度的高低大多取决于遗传基础，尤其是母亲、外婆等母系亲属患有骨质疏松症的，患病风险会更高。

（7）长期服用激素等药物者。长期服用糖皮质激素类药物，会引起骨骼中钙、维生素 D 等营养物质流失，从而引起骨质疏松。另外，甲状腺功能低下，而需要长期服用甲状腺素，以及长期服用抗抑郁药者，也容易引起骨量流失。服用这些可以引起骨量丢失增加的药物时，应特别注意骨密度变化。

▶ 11. 如何预防骨质疏松？

人体骨骼骨量达高峰在 30 岁左右，之后会随着年龄增加逐渐丢失。在达到峰值之前骨骼储备的骨量越高，之后发生骨质疏松的风险越低。因此，骨质疏松的预防应该从青壮年开始，提倡青壮年坚持有益骨骼的生活方式，给机体储备更多的骨量，以预防骨质疏松。

（1）饮食均衡。选择高钙、低盐、优质蛋白质的均衡膳食，避免食用影响钙吸收食物，如草酸多的菠菜之类。同时注意戒烟、限酒，避免过量饮用咖啡、碳酸饮料等。

（2）充足日照。坚持每周至少 2 次日晒，每次 15～30 分钟，可以促进体内维生素 D 合成，有利于钙质吸收。尽量不涂抹防晒霜，以免影响日照效果，但应注意避免强光照射灼伤皮肤。

（3）规律运动。正所谓"骨肉相连"，运动不仅可增加肌力和耐力，还可改善骨密度，维持骨结构，使跌倒与脆性骨折风险降低。患有慢性疾病患者应注意开始运动训练前咨询专科医师或专业人员，进行相关评估，遵循个体化、循序渐进、长期坚持的原则，选择合适的运动方式。

（4）补钙和维生素 D。随着年龄增长，特别是 35 岁以后，骨量丢失开始增加，且会随着年龄增加更加明显，肠道吸收钙的能力也会减低，可以适当补充维生素 D 和钙剂。中老年人每日额外需要补充 600 毫克钙。对于妊娠、哺乳期妇女，也应该注意钙剂的补充。维生素 D 是开启胃肠道钙质吸收的"金钥匙"，因此，应同时补充钙质及维生素 D 摄入。相关指南推荐钙剂每日摄入量为 1000~1200 毫克，维生素 D 每日摄入量为 800~1000 IU。

（5）关注药物。在服用一些特殊药物的时候，要关注药品说明书上是否提示存在造成骨质疏松的可能，必要时向医师咨询。

（6）定期监测。一般在 40 岁以上时，可以做骨密度检测，通常每年度检查一次。

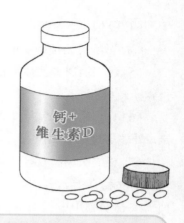

▶ 12. 得了骨质疏松，吃什么可以补钙?

骨骼是矿物质的"仓库"，含钙、镁、磷等。钙是骨骼的基本组分之一，骨骼健康需要足够的钙，缺钙会引起骨质疏松，补钙是骨质疏松治疗的最基本要求。因此，得了骨质疏松，需要在专业医师的指导下，进行抗骨质疏松药物治疗、补充钙剂和维生素 D 等基础营养治疗，另外，日常生活中注重食物补钙。含钙量高的食物有：①主食类：燕麦、小麦、黑面包、麦片、米、糯米；②海产类：鲍鱼、小鱼干、马头鱼、虾、牡蛎、蟹等；③肉类：猪肉等；④豆类：蚕豆、黄豆、豆腐乳、豆干、豆花、豆皮、黑豆、豆腐等；⑤蔬菜类：油菜、空心菜、白菜、海藻、发菜、紫菜、雪里蕻、金针菇、苋菜、番薯叶、萝卜、蒜苗、韭菜等；⑥水果类：柿子、橄榄、红枣、黑枣、木瓜、葡萄等；⑦奶蛋类：蛋黄、奶粉、乳酪、牛奶等；⑧其他：红糖、菱角、腰果、蜂蜜、瓜子、白芝麻、黑芝麻、枸杞、核桃、莲子、木耳等。

▶ 13. 甲亢是怎么回事?

甲状腺功能亢进症，简称甲亢，是指由于甲状腺合成及释放过多的甲状腺激素，造成神经、循环、消化等系统兴奋性增高和机体代谢亢进为主要表现的一组临床综合征。甲亢的主要症状有心悸、出汗、手抖、失眠、眼球突出、甲状腺肿大、多食、排便次数增多、消瘦等。甲亢好发于以下人群：①精神紧张或压力过大者；②高碘饮食者；③长期熬夜劳累者；④有家族史者。

常用治疗方法有抗甲状腺药物治疗、放射性碘 131 治疗、手术治疗。当确诊为甲亢后，患者需注意的事项主要包括饮食、运动和用药三大方面。

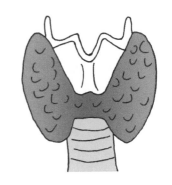

（1）饮食。甲亢饮食宜"三高一低"，即高热量、高蛋白质、高维生素、低碘。①高热量、高蛋白质、高维生素饮食：可以适当多吃新鲜蔬菜、水果、肉、蛋、豆类、淡水鱼类等含维生素、蛋白质丰富的食物，但是，蔬果中卷心菜、甘蓝等容易引起甲状腺肿，应谨慎食用。另外，尽量少吃辣椒、花椒、生姜、茶、咖啡、烟酒等辛辣刺激性食物；②低碘饮食：禁食海带、紫菜、海虾、带鱼等含碘高食物；尽量选择不加碘的食盐，如加碘食盐可先入锅干炒，让碘挥发；西药金维他、金施尔康及中成药夏枯草、昆布、煅牡蛎、浙贝母等含碘丰富，要避免食用。

（2）运动。避免剧烈活动、情绪激动。如果伴有严重心功能损害，应绝对卧床休息。

（3）用药。抗甲亢药疗程一般在 1.5~2 年及以上，自行减药或停药容易引起甲亢复发，甚至加重，因此，需要严格遵医嘱用药。服用抗甲亢药物的最初 1~3 个月，应每周复查血常规、肝功能，每 4~6 周做甲状腺功能测定，后期适当延长复查时间，或每 1~3 个月复诊。此外，还需特别注意甲亢药物的不良反应，主要包括肝功能损害、粒细胞减少或缺乏等，如处理不及时可能危及生命，需要重视。如在用药过程中出现皮肤变黄、大便颜色变浅、小便颜色加深；发热、咽喉痛；尿频、尿急等排便异常等情况，可能为药物不良反应，请立即就诊。

▶ 14. 甲减是怎么回事?

甲状腺功能减退症，简称甲减，是由于各种原因导致的甲状腺激素合成和（或）分泌减少或组织利用不足而引起的全身性低代谢综合征。各种年龄均可发生，以女性居多。原发性甲减是甲状腺本身病变引起的甲减，占全部甲减 95% 以上；继发性甲减主要指下丘脑或垂体的病变引起的甲减。甲减发病隐匿，早期没有症状，病情发展可出现畏寒、乏力、手足肿胀感、嗜睡、记忆力减退、思维欠活跃、反应迟钝、动作发展迟缓、语速减慢、少汗、关节疼痛、抑郁、焦虑、体重增加、便秘、女性月经紊乱或者月经过多、不孕等症状。

甲减好发于以下人群：①碘摄入不足者；②桥本甲状腺炎或亚急性甲状腺炎者；③有甲状腺疾病家族史者。

甲减患者需要注意的是，尽管碘缺乏会引起甲减，但并不是所有的甲减都是碘缺乏引起的，因此，不是所有甲减患者都需要补碘。碘摄入过量有时也可出现甲减，这可能与碘在甲状腺细胞内抑制过氧化物酶活性，从而阻碍甲状腺激素合成有关。

▶ 15. 真的有一种神奇药水喝一次就能治疗甲亢吗？

老百姓传说的神奇药水是指核医学科的碘 131。碘 131 治疗甲亢的原理是利用甲状腺摄取碘的特点，碘 131 是食物中碘的同位素，它同样可被甲状腺摄取。当碘 131 进入人体后，迅速集中于甲状腺，利用它释放的 β 射线，逐渐破坏增生的甲状腺组织，使患者甲状腺缩小，甲状腺激素生成减少，甲亢因此减轻或治愈。

碘 131 治疗的优点主要有治疗方便，安全无痛苦。治疗效果好，治愈率高，有效率在 90% 以上，一次治愈率为 70%~80%。

甲亢患者做完碘 131 治疗几个月后，尽管甲状腺功能指标正常了，但是，甲亢容易复发，且部分患者可能会在后期出现甲状腺功能减退，所以，仍需要定期复查，以评估机体正常代谢水平。

▶ 16. 甲状腺结节会癌变吗？

甲状腺结节是指甲状腺细胞在局部异常增生所引起的一个或多个组织结构异常的团块。甲状腺结节可随吞咽动作上下移动，甲状腺退行性变、炎症、自身免疫及新生物等均可表现为结节。甲状腺结节前期通常没有明显临床症状，常在 B 超检查时发现，后期随着体积持续增大，可伴有呼吸困难、吞咽异物感、声嘶等压迫症状。

虽然甲状腺结节发病率高达 20.43%，但甲状腺结节分为良性和恶性两大类，并不是所有甲状腺结节都是癌症，多数良性甲状腺结节不需要治疗，只需定期复诊和密切观察，必要时可选择手术治疗。甲状腺癌占甲状腺结节的

5%~15%。发现甲状腺结节后，必要时可通过检查来评估结节的良恶性及功能，以便进行合理的治疗。

● 17. 发现甲状腺结节，进一步检查有哪些?

发现甲状腺结节后，必要时可以进一步检查来评估结节的良恶性及功能。甲状腺结节专科检查主要包括如下：

（1）甲状腺功能检查。抽血检查患者甲状腺功能的相关指标如 FT3/T3、FT4/T4、TSH、A-TG 和 A-TPO，甲状腺功能用于评估患者是否有甲亢/亚临床甲亢、甲减/亚临床甲减、桥本氏甲状腺炎。

（2）甲状腺彩超/超声造影。用于确定患者甲状腺的位置、大小是否正常；实质回声均匀与否，是否有甲亢或甲状腺炎（急性、亚急性、桥本氏等）表现；明确结节的位置及数量、大小、回声、钙化、血彩等情况，对结节进行 TI-RADS 分级，评估良恶性可能。

（3）甲状腺 SPECT。即甲状腺核素扫描，用来评估甲状腺是否有摄碘功能。依据摄碘功能的不同，将甲状腺结节分为热结节（摄碘能力显著高于正常甲状腺组织）、温结节（摄碘能力接近正常甲状腺组织）、凉结节（摄碘能力低于正常甲状腺组织）、冷结节（几乎无摄碘能力）。四种结节的恶性概率依次增高。

（4）甲状腺细针穿刺活检。是利用细针对甲状腺结节进行穿刺，从中获取细胞成分，通过细胞学诊断对目标病灶性质进行判断的一种细胞学诊断方法。对于 1 厘米以上结节，或者考虑恶性可能，或者童年有放射线暴露史，甲状腺恶性肿瘤家族史的患者，可以考虑做甲状腺细针穿刺，进行细胞学检查，以期获得良恶性诊断。

（5）甲状腺 CT。对于良恶性可能的评估方面，CT 不及彩超，但其有独特的优势。在常规评估病变直径、数量、密度、形态之外，还能够显示病变周围组织如肌肉、骨的受累情况，与颈部血管的关系，以及颈部淋巴受累等情况；还能评估甲状腺与周围组织器官的关系，如肿大的甲状腺对气管、食管的压迫、移位情况。对于胸骨后甲状腺肿的评估，CT 是必不可少的。

▶ 18. 甲状腺癌预后怎么样?

甲状腺是人体中重要的内分泌器官,对维持人的新陈代谢生长发育有重要的作用。甲状腺癌的发生与遗传、吸烟、电离辐射有关。甲状腺癌发病常常隐匿,早期没有典型症状而很难发现,大多在体检时发现。甲状腺癌主要治疗方法包括手术、辅助内分泌及放射性核素治疗,经过手术治疗后复发率较低,其预后主要与肿瘤的性质、分级、分期、转移情况、年龄、性别、家族遗传史等有关。

甲状腺癌有多种不同的组织学类型,主要分为甲状腺乳头状癌、甲状腺滤泡状腺癌、甲状腺髓样癌、甲状腺未分化癌和其他类型甲状腺癌。其中发病率最高是甲状腺乳头状癌和甲状腺滤泡状腺癌,合称分化型甲状腺癌,预后较好;而甲状腺髓样癌和甲状腺未分化癌预后差,生存率显著低于前两者。

(1)甲状腺乳头状癌。是最常见的甲状腺恶性肿瘤,占甲状腺癌的80%以上。其恶性程度低,生物行为温和,预后较好,十年生存率在90%左右。可发生在各个年龄段,青中年女性好发,儿童甲状腺恶性肿瘤绝大多数为乳头状癌。乳头状癌较易发生淋巴转移。少数特殊亚型的乳头状癌,如高细胞亚型和柱状细胞亚型,预后相对较差,容易早期淋巴结转移和血行转移。

(2)甲状腺滤泡状腺癌。由甲状腺滤泡细胞分化而来,约占甲状腺恶性肿瘤的5%~10%,好发于老年人,预后较乳头状癌稍差,生物学行为相对较温和,十年生存率超过80%。滤泡状腺癌较乳头状癌更容易发生血行转移和局部浸润。

(3)甲状腺髓样癌。来源于甲状腺滤泡旁细胞(C细胞),发病率较低,大约占甲状腺癌的3%~7%,部分伴发于其他类型的肿瘤,比如甲状旁腺瘤,肾上腺嗜铬细胞瘤,称为多发性内分泌腺瘤。好发于30~60岁女性,此种类型较为特殊,常有降钙素和癌胚抗原的改变。此类型恶性程度相对较高,预后较差,容易发生局部浸润和远处转移。十年生存率约有65%。

(4)甲状腺未分化癌。较为罕见,发病率1%~3%,多见于中老年患者。恶性程度很高,疾病发展迅速,短期内肿块迅速增大并发生周围组织浸润和远处转移,产生压迫症状,常在就诊时失去手术机会,即便手术,复发也非常迅速,中位生存时间仅4~7个月。

（5）其他类型甲状腺癌。恶性淋巴瘤或甲状腺转移性癌。组织学类型取决于原发疾病。

▶ 19. 碘，你吃对了吗？

碘是甲状腺激素合成的重要原料，人每天正常碘生理需要量大约是 150 微克，换算成我国的加碘盐，大概是 6 g。日常碘摄入主要来自碘盐和含碘食物。海鲜是最常见的富碘食物，海带和紫菜含碘量较高。

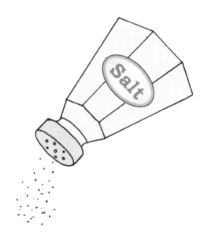

碘摄入异常与甲状腺疾病息息相关。碘的摄入不足和过量，均会导致不同的甲状腺疾病。①当碘摄入不足时，甲状腺激素会合成减少，副反馈促使血促甲状腺激素（TSH）分泌增多，甲状腺代偿性增生，导致地方性甲状腺肿，即大脖子病；碘缺乏还可能导致某些甲状腺肿瘤；儿童生长发育时缺碘会导致呆小症；孕妇缺碘会增加流产、胎儿畸形发生的几率。②当碘摄入过量时会导致甲亢、甲减、自身免疫性的桥本氏病，也可以导致甲状腺肿，即高碘甲状腺肿。

不同甲状腺疾病患者，对于碘的摄入需求不同。主要有三类：适碘饮食（150 微克）、低碘饮食（小于 150 微克）、忌碘饮食（不吃）。①甲状腺良性肿瘤患者宜适碘饮食；②桥本氏甲状腺炎和不需要行碘 131 治疗的甲状腺癌患者宜低碘饮食；③甲亢患者和要做碘 131 治疗的分化型甲状腺癌患者需忌碘饮食。

▶ 20. 甲状腺术后什么时机怀孕比较合适？

无论甲状腺良性还是恶性肿瘤的患者，在甲状腺切除手术后，患者都可以怀孕。一般患者在手术 6 个月以上且无复发征象，血促甲状腺激素（TSH）水平达到控制目标，即可怀孕。通常孕期优甲乐需求量会上升 30% 左右。甲状腺乳头状癌所需的亚临床甲亢状态，通常并不会对孕妇及胎儿造成不良影响。但术后需要行碘 131 治疗的患者，考虑到药物半衰期及甲状腺激素水平恢复正常所需时间，应至少在半年后方可怀孕。

▶ 21. 服用优甲乐，怀孕后需要停药吗？

优甲乐即左甲状腺素钠片，是在体外人工合成的人的甲状腺素，主要用于治疗甲状腺功能减退。服用优甲乐的患者，怀孕后不能停药。因为胎儿甲状腺要 3 个月以后才能逐渐产生甲状腺激素，胎儿 3 个月前完全依赖母体供应甲状腺激素。而甲状腺激素对胎儿神经、身体、智力发育尤为重要，因此，不能停药。孕妇需要在专科医师的指导下服药及按时复诊，以维持甲状腺功能在合适的水平。优甲乐通常不会引起胎儿畸形和流产，不用太担心药物副作用，但应注意在专科医师的指导下规范用药。

▶ 22. 高尿酸血症是怎么回事？

高尿酸血症是嘌呤代谢障碍所致的慢性代谢性疾病。在正常嘌呤饮食状态下，非同日两次空腹血尿酸水平男性高于 420 μmol/L，女性高于 360 μmol/L，称为高尿酸血症。临床上可分为原发性和继发性两类。原发性多由先天性嘌呤代谢异常所致，常伴有肥胖、2 型糖尿病、脂质异常血症、高血压、动脉硬化和冠心病等，临床上称为代谢综合征；继发性多由某些系统性疾病或药物所致。

高尿酸血症早期并没有临床症状，仅有血尿酸增高，随着血尿酸值升高到一定的程度，可出现关节疼痛、蛋白尿、血尿。有 5%～12% 的患者最终发展成为痛风、痛风性急性关节炎、间质性肾炎和形成痛风石，严重者伴关节畸形或尿酸性尿路结石。高尿酸血症呈现逐年升高的趋势，男性高于女性，且有一定的地区差异，南方和沿海经济发达地区患病率高。好发人群主要有：①中老年男性；②饮食习惯不良，爱喝啤酒、爱吃海鲜、动物内脏、肉类者；③肥胖者；④有高尿酸血症家族史者；⑤有肾脏疾病者；⑥有糖尿病者；⑦长期服用利尿剂或其他对肝脏有损伤的药品者。

日常生活中预防高尿酸血症发生的措施有：①坚持运动，使体重控制在正常范围；②健康饮食，饮食应以低嘌呤食物为主，多吃蔬菜水果、戒烟酒；③避免服用使血尿酸升高的药物；④定期体检。

▶ 23. 如何预防肥胖症?

肥胖症是指机体脂肪总含量过多和(或)局部含量增多及分布异常,是一种由遗传和环境等因素共同引起,并对健康造成一定影响的慢性代谢性疾病。我国诊断全身性肥胖采用体重指数:体重指数≥28 千克/米² 为肥胖,24 千克/米²≤体重指数<28 千克/米² 为超重。儿童青少年处在生长发育阶段,因此,儿童青少年不能用固定的体重指数来判断肥胖或超重。

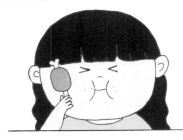

肥胖是"百病之源",可并发多种并发症:①心血管代谢相关并发症:心血管疾病、血脂异常、高血压、代谢综合征、非酒精性脂肪肝、糖尿病前期、2 型糖尿病、多囊卵巢综合征等;②生物力学相关并发症:残疾/行动不力、胃食管反流综合征、骨关节炎、睡眠呼吸暂停综合征、张力性尿失禁;③其他:肿瘤、抑郁或其他精神疾病、胆囊疾病、不孕不育症等。

肥胖症引起的糖代谢异常严重影响健康,日常生活中如何预防呢? 总原则是维持机体能量平衡,即摄入≤消耗。①科学饮食。科学饮食是预防肥胖的关键,并不能简单粗暴地归结为"这个不能吃、那个不能吃",而是要学会平衡膳食,食不过量。食物多样是平衡膳食模式的基本原则。食不过量是每天摄入的各种食物所提供的能量不超过人体所需要的能量。不同种类的食物所含能量不同,蔬菜水果一般含能量较低,同时富含维生素、矿物质、膳食纤维,这些营养素对预防肥胖有好处;畜肉的脂肪含量往往比禽肉、鱼虾高。②合适运动。"管住嘴,迈开腿"已经成为人们控制体重的口头禅,但也并不是运动量越大越好。如何判断运动量是否合适有两种简单的办法:一是运动时保持的脉搏(次/分)<170-年龄;二是运动中当感觉周身发热、出汗但不大汗淋漓;或气喘吁吁但能说话、不能唱歌,此时运动强度是比较合适的。

值得注意的是,排除饮食和活动因素引起肥胖之外,需考虑是否为药物相关肥胖或疾病引起的肥胖,如为上述原因引起的肥胖,应及时就医。

24. 儿童长不高，可以打生长激素吗？

　　儿童身高和多方面的因素相关，如遗传、营养、运动、睡眠、心理及疾病情况等。生长激素是垂体前叶分泌的一种蛋白质，是出生后促进生长的最主要激素。生长激素应用指征包括自身内源性生长素激素分泌不足和明显存在生长发育迟缓（和同龄人相比矮 7~10 厘米），常见于生长激素缺乏症、矮小症、先天性卵巢发育不全及小于胎龄儿等。以下情况可考虑使用生长激素：

　　（1）诊断明确者。通过内分泌相关检查，明确诊断为生长激素缺乏症以及矮小症，可考虑使用生长激素治疗。

　　（2）未达指征而具有强烈意愿者。通过内分泌相关检查，儿童未达治疗指征，家长单纯想让儿童长高，可通过摄入丰富优质蛋白饮食、多做跳跃式增高运动、保证充足睡眠等措施进行干预。如干预效果不理想，儿童身高仍明显落后于同龄时，可以在全面评估安全性的基础上权衡利弊，考虑是否进行生长激素干预。

25. 性早熟是怎么回事？

　　性早熟是指一组青春期发育异常性疾病，主要表现在个体过早出现第二性征，目前我国将男童在 9 岁前、女童在 8 岁前出现第二性征定义为性早熟。男童第二性征表现为体格高大，肌肉发达，肩宽体壮，喉结突出，声音雄厚，汗毛开始浓密，出现胡须。女童第二性征主要表现为皮下脂肪变多，显得丰满，皮肤细嫩，骨盆宽大，乳腺发达，乳房变大，出现月经初潮。

　　性早熟可以分为三类：①中枢性性早熟。当引起性早熟的病因发生在中枢的"下丘脑-垂体"时，称为中枢性性早熟，也可以理解为俗话所说的"真性性早熟"。具体表现除第二性征提早出现外，还有生殖功能的逐渐成熟，即女孩月经来潮、男孩出现遗精。②外周性性早熟。当引起性早熟的病因发生在外周的"性腺靶器官"时，称为外周性性早熟，也可以理解为我们俗话所说的"假性性早熟"。具体表现为仅有第二性征提早出现，不伴有生殖功能成熟。③不完全性性早熟。有研究认为，不完全性性早熟可能是中枢性性早熟的一种特殊类型，主要表现为单纯性乳房发育、单纯性阴毛早现和单纯性早初潮，不伴有其他第二性征出现。

预防性早熟应从日常生活中做起，重点注意以下几个方面：

（1）合理饮食。超重和肥胖是性早熟的高危因素，因此，合理饮食非常重要，要注意避免高糖、高脂饮食，避免或尽量少食用激素含量较高的食物，如饲料喂养的鸡、鱼等，不吃或少吃反季蔬菜、水果等。部分家长常给孩子吃增加食欲、益智健脑、提高免疫力的保健品。殊不知，这些补品当中，常含有激素成分，长期服用可引起孩子血液中的激素水平上升，从而导致孩子性早熟。

（2）适当运动。适当的运动有利于孩子保持适宜的体重、身心的健康发育以及身高的增长。

（3）保持良好睡眠。光线会影响大脑中的内分泌器官松果体的正常工作，减少松果体褪黑激素的分泌，引起睡眠紊乱后可能导致卵泡刺激素提前分泌，从而造成性早熟。由于褪黑素在夜间十一点至次日凌晨分泌最旺盛，但有光源便停止分泌，所以，孩子夜间睡觉时避免开灯睡觉，以保障孩子有充足和良好的睡眠。

（4）尽量避免塑料制品、化妆品等。很多包装是塑料制品，有些塑料器具中含有双酚 A、增塑剂等物质，在高温下易迁移至食物中，是引起孩子早发育的重要原因之一。成人化妆品中一般含有雌激素，长期大量接触的孩子易患性早熟。

（5）避免过早、过多接触不良信息。孩子看电视、手机、电脑时家长要注意把关，避免让孩子过早、过多接触与性有关的影视镜头或不良信息。

（6）定期监测。家长应该多关注孩子生长发育的情况，定期监测相关指标，以早期发现异常的情况。

第六章　神经系统疾病

▶ **1. 什么是脑卒中？脑卒中的发生与哪些因素有关？**

脑卒中俗称"中风"，是由于急性局灶性的脑部血管发生病变，导致脑血管闭塞或脑血管突然破裂而引起相应的脑组织神经功能缺损的临床综合征。脑卒中是我国目前第一大死亡原因，也是我国成年人致残的首要原因，具有发病率高、死亡率高、致残率高、易复发的特点。

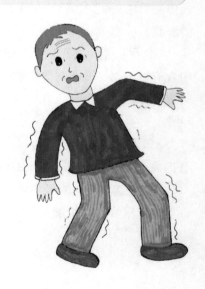

脑卒中的发生通常与高血压、糖尿病、高血脂、心脏疾病、饮酒、吸烟等因素有关。

（1）高血压。高血压是引发脑卒中的最主要危险因素之一，长期高血压会导致动脉硬化和血管损伤。控制高血压的发生可以有效降低脑卒中的发生。

（2）糖尿病。糖尿病患者易患血管病变，会导致脑血管血栓或者是栓塞的发生，增加了脑卒中的风险。

（3）高血脂。高血脂会导致动脉内膜增厚和斑块形成。高血脂患者发生脑卒中的几率比正常人高很多。

（4）心脏疾病。患有左心室肥大、心肌梗死以及心律失常时容易导致血液循环障碍，很大几率会导致脑卒中的发生。

（5）饮酒。过量饮酒会导致血脂异常，血液黏稠度增加，容易形成血栓，从而诱发脑卒中的发生。

（6）吸烟。长期吸烟会导致血管收缩和血小板活性增加，会加大脑卒中的发生几率。

（7）不良的饮食习惯。长期食用高脂肪、高糖类等食物，会促使脑血管栓塞的发生，从而加大罹患脑卒中的风险。

（8）年龄、性别、遗传等因素也可能会增加脑卒中的发生风险。

▶ 2. 脑卒中发作前有哪些早期信号？

脑卒中发作前往往会有一些先兆，若能在脑卒中发作前及时发现并引起重视和积极治疗，可以避免或减轻脑神经功能损害。常见的卒中先兆有：①眩晕。特别是突然、持续出现眩晕、失去平衡的感觉。②头痛。突然出现剧烈的头痛，尤其是集中在某一部位。③肢体麻木。突然短暂性的感觉一侧的肢体麻木，一侧的肢体无力或活动不灵活。④失语或语言不清。突然出现失语、语言障碍或语言不清。⑤视力丧失。突然出现视力丧失或模糊不清。这些都是脑卒中发作前的早期信号，一旦出现这些症状需高度警惕，应立即就医。这个时期是最佳干预期，如果能及早诊断和治疗，可最大程度上减轻脑卒中的严重后果。

▶ 3. 如何有效预防脑卒中的发生？

引发脑卒中的危险因素很多，对危险因素进行积极干预，可显著降低脑卒中的发病风险。脑卒中的预防，分为一级预防和二级预防。一级预防也称初级预防，是最积极、最主动的预防，指在脑血管尚未出现问题时便采取措施，减少致病因素。二级预防是指患者已经发生了脑卒中，防止脑卒中再次发作，需特别关注自身危险因素，并把危险因素管控好。

（1）一级预防：①营养均衡，适当运动。每日食谱多样化，以蔬菜、水果、低脂奶制品、总脂肪及饱和脂肪含量较低的饮食为主，保持乐观情绪，适当有氧运动。②控制各种危险因素。高血压、高血脂、糖尿病、肥胖均可增加脑卒中发生的风险，这类疾病患者需及时就诊，并积极控制血压、血脂、血糖，减轻体重。

③戒酒戒烟。酒使血液黏稠度增加，烟会加重血管硬化，进而加大患病风险。

（2）二级预防：①高血压患者需积极控制血压，降低脑卒中发生几率；②脂代谢紊乱患者应通过药物和健康生活方式的综合管控，控制血脂；③颈动脉狭窄的患者应及时通过手术、支架等方式解决颈动脉狭窄的危急情况；④需抗栓治疗的患者，应规范服用抗栓药物，并监测治疗效果，定期复查；⑤保持良好的生活习惯，戒烟戒酒、合理饮食、稳定情绪。控制好这些危险因素，才能把发生脑卒中的可能降到最低。

▶ 4. 家人疑似发生脑卒中了，怎么办？

脑卒中患病率呈现年轻化趋势，病发后对脑部健康也极为不利。当家人疑似发生脑卒中时应立即采取以下措施：

（1）立即拨打急救电话。家人疑似发生脑卒中时，应立即拨打120急救电话，告知患者的症状与所在位置，及时送往有急救条件的医院。

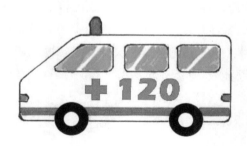

（2）冷静处理。脑卒中患者应保持安静，家属要冷静处理，不要摇晃、拍打患者；需安慰患者缓解其紧张害怕的情绪，不要造成患者心理压力，以免加重病情。

（3）记录病情。在等待救援人员到达的过程中，随时检查患者生命体征情况，记录患者的症状和发病时间，以便向医师提供疾病相关信息。

（4）不要进食或饮水。通常情况下，脑卒中患者在发病后常伴有吞咽功能障碍，在进食或喝水时容易发生呛咳或窒息。

（5）保持呼吸道通畅。让患者仰卧位，头偏向一侧，解开患者衣领，若有假牙者应设法取出，及时清除口鼻中的呕吐物及痰液，防止痰液和呕吐物流入气道引起窒息。如果患者出现呼吸和心跳停止，应立即进行心肺复苏。

5. 如何预防脑梗发生?

脑梗死是一种缺血性脑血管病,是脑卒中的一种,是由于各种原因引起的脑部血液供应障碍,从而导致脑缺血、缺氧性改变,进而引起局限性脑组织缺血性坏死或软化。

我国每年因脑梗死亡患者高达 200 万,脑梗预防势在必行。脑梗以高血压、糖尿病、高血脂的中老年患者易发,预防脑梗要注意以下几个方面:

(1)控制血压与血糖。正常血压标准范围是 90~140/60~90 mmHg,空腹血糖正常值为 3.9~6.1 mmol/L,餐后血糖 2 小时正常值低于 7.8 mmol/L。高血压与高血糖都会破坏脑血管,从而诱发脑梗。因此在日常生活中,要注意定期监测血压、血糖,若已发现高血压或者高血糖,一定要遵医嘱服药治疗,定期复查,控制好血压和血糖。

(2)控制体重。高血脂不一定引起肥胖,但肥胖引起高血脂特别常见。所以在日常生活中,一定要注意饮食,少食油腻类食物,多运动。

(3)戒烟戒酒。长期吸烟喝酒,会加速动脉粥样硬化并引起斑块形成,斑块一旦脱落,易造成血管堵塞,形成脑梗。

(4)合理饮食。预防脑梗,可以从饮食入手。饮食健康,少盐少油少刺激,多食蔬果,尽量少食多餐,避免暴饮暴食。

(5)适度运动。适度的运动可以增强抵抗力,缓解情绪,保持心情舒畅,有效预防脑梗。

(6)合理作息。长期熬夜等不良作息会降低抵抗力,增加罹患脑梗的几率。

6. 如何有效促进脑梗患者康复?

脑梗患者的症状一般为说话含糊不清、口眼歪斜、头晕头痛、肢体麻木、视力模糊、嗜睡等。及时治疗、康复训练、科学照护对脑梗患者的康复以及以后生活自理能力、生活质量的提高至关重要。

(1)及时治疗。遵医嘱服药,控制疾病发展,预防复发。

(2)偏瘫护理。①偏瘫患者长期卧床,容易出现皮肤破溃,形成压疮。对于这类患者,家属需要定时给予患者翻身、拍背,用温水擦洗全身,保持皮肤干净干燥，注意观察骨隆突处皮肤情况，尤其是骶尾部、足跟处等；②偏瘫患者长期不运动会导致肌肉萎缩以及静脉血栓的形成，家人一定要注意肢体的按摩，尤其是手肘及腿部关节，可以做伸膝、屈伸肘、弯伸手指等锻炼，促进肢体的血液循环，防止深静脉血栓的形成，减缓肌肉萎缩和关节僵硬。

（3）康复训练。对于患者在运动、吞咽、语言等方面的障碍，可制定针对性的康复训练。康复训练应遵循以下三个原则：①循序渐进。由易到难，时间由短到长，动作由简到繁，不能操之过急，避免过度疲劳。②持之以恒。康复训练贵在坚持，要有毅力和恒心。训练不能"三天打鱼、两天晒网"。③量力而行。要根据个人的年龄、耐力、体能，决定训练的项目、时间和强度。对于年龄偏大、体质偏弱者康复训练时间不宜过长。

（4）合理饮食。患者应以清淡饮食为主，避免刺激类食物的摄入，避免暴饮暴食。多食蔬果及高纤维食物，保持大便通畅；多食猕猴桃、柑橘、海带等富含维生素 C、钾、镁、碘的食物，可起到保护血管的作用，防止动脉硬化。部分患者无法正常进食，可采取鼻饲的方式，以保证患者营养的摄入。鼻饲饮食应以牛奶等流食为主，以免堵塞鼻饲管；喂食前应确认胃管在胃内；每次鼻饲的量应不超过 200 毫升，间隔时间不小于 2 小时；鼻饲液的温度一般为 38℃~40℃（可用手腕内侧的皮肤测试一下温度，以不烫为宜），食物或水的温度过高或过低都容易引起胃部的不适，导致腹胀、消化不良和腹泻等症状；喂食速度不可过快，同时要避免灌入空气，引起腹胀；喂完食物需要用温开水冲洗管道，以免食物滞留，滋生细菌。

（5）调节情绪。脑梗患者可能出现生活无法自理的情况。在自己的生活里感到无能为力，对于很多患者来说是一个大的打击。家属需要关注患者情绪，给予患者信心，让其保持心情舒畅，尽快接受现实，避免患者出现抑郁、焦虑等情况。

▶ **7. 出现哪些症状，需警惕脑出血的发生？**

脑出血也被称为脑溢血，是指原发性非外伤的脑实质内血管破裂引起的出血。脑出血发病急，且进展迅速，致病率、致死率较高。脑出血之前，一般会有先兆症状，若能及时处理，可降低伤害。脑出血的先兆症状如下：

（1）头痛。剧烈的头痛是身体给我们发出脑出血的信号。脑部血管破裂会

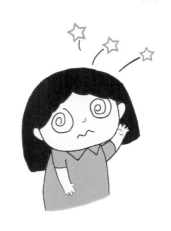

有疼痛感，起初头痛呈间歇性发作，后来会逐渐发展为持续性头痛。

（2）头晕。患者在发病前，会出现眩晕感，突然感到天旋地转，站立不稳，甚至晕倒，可能只短暂出现一次，或反复发生、逐渐加重。尤其是高血压患者，会出现头痛头晕、恶心、耳鸣等症状。

（3）出现脑组织压迫症状。破裂的血管出血压迫相应的脑组织，导致出现一侧肢体麻木、握不稳东西、口眼歪斜、言语障碍、走路不稳、活动不便等症状。

（4）视物模糊。脑出血时血液压迫视神经传导的通路，造成视物模糊。或者出血部位直接导致视觉中枢受损，造成视力下降或者视野缺损。再就是脑出血之后会引起颅内高压，视乳头水肿严重也会造成视力模糊。

（5）嗜睡。在脑出血发生之前，往往对任何事情提不起兴趣，感觉疲乏无力，比较嗜睡，通过睡眠也无法消除疲劳。

一旦出现以上症状，需警惕脑出血的发生，应立即就医，以免发生更为严重的情况。

▶ 8. 照护脑出血患者需注意哪些方面？

脑出血易发于中老年人，高血压、脑血管硬化、脑血管畸形等都可能是脑出血的原因，情绪激动、不良生活习惯、天气变化，甚至大便用力都有可能诱发脑出血。脑出血患者往往会出现意识障碍、语言障碍、偏瘫、头痛头晕、嗜睡、呕吐等症状。在照护脑出血患者时，应该注意以下几个方面：

（1）环境适宜。脑出血患者要避免情绪激动。环境嘈杂会让人心情烦躁，不利于患者休养。应为患者提供一个安静、空气清新、干净整洁的休养环境。

（2）合理饮食。饮食以清淡、高维生素和优质蛋白质的食物为主，避免摄入动物内脏和脂肪、蛋黄、鱼子酱等胆固醇含量高的食物；钙具有松弛血管、降低血压、预防动脉硬化的功能，所以可多食含钙丰富的食物，如奶类；注意营养均衡、少食多餐；多喝水，保持大便畅通。脑出血患者要格外注意饮食，饮食不当，可能加重病情。

（3）保持良好的生活习惯。戒烟戒酒，规律作息。烟酒会使血压升高，加速动脉粥样硬化，对疾病恢复不益，应尽快戒烟戒酒；规律作息，保证患者有充足的睡眠，有利于增强抵抗力，促进疾病恢复。

（4）关注患者心理状况。大多数脑出血患者可能出现恐惧、焦虑等不良情绪，但这些情绪并不利于患者的恢复。照护者应关注患者情绪，帮助患者树立战胜疾病的信心，详细为患者讲解脑出血的相关知识，让患者掌握脑出血康复知识和技能，促进患者早日恢复健康。

▶ 9. 脑挫裂伤的急救措施有哪些？

脑挫裂伤是常见的原发性脑损伤，指各种暴力因素导致脑组织的实质性损害，致使脑组织结构挫伤和裂伤同时存在，合称脑挫裂伤。脑挫裂伤是一种严重的颅脑外伤，伤轻者可见局部软脑膜下皮质散在点片状出血，严重者脑皮质及其深部的白质广泛破裂、挫碎、局部出血、水肿、坏死甚至形成血肿。若治疗不及时，可能会对患者生命造成严重威胁。当发生脑挫裂伤时应立即拨打120急救电话，及时送往医院救治。在120急救车到达之前，需采取以下急救措施：

（1）确保患者安全。第一时间确保患者安全，将患者移至安全的地方，尽量减少患者活动，固定好头部，以免加重伤势。

（2）保持呼吸道通畅。将患者取平卧位，头偏向一侧，及时清理呼吸道异物，防止患者误吸，引起窒息。

（3）不要让患者进食或饮水。应避免让患者进食或饮水，以免引起呕吐或窒息。

（4）控制出血。患者有出血情况时，应尽快控制出血，避免因失血过多而危及生命。

（5）观察生命体征。监测患者呼吸、心跳等情况，当发生心搏骤停时应立即进行心肺复苏急救。

▶ 10. 阿尔茨海默病和老年性痴呆是一回事吗？

阿尔茨海默病和老年性痴呆是一回事。阿尔茨海默病是以进行性认知功能障碍与行为损害为特征的老年人最常见的神经系统变性疾病。该病主要侵犯大脑皮质，尤其是海马和前脑基底核，病理特征是老年斑、神经原纤维缠结、神经元大量脱失，临床以进行性痴呆为突出表现。阿尔茨海默病是医学专用术语，老百姓常称之为老年性痴呆，老年性痴呆是阿尔茨海默病的俗称。

▶ 11. 阿尔茨海默病的典型特征有哪些？

阿尔茨海默病是一种进行性神经退行性疾病，主要发生在 65 岁以后，也有少数患者发病于老年前期。其典型特征主要有以下几个方面：

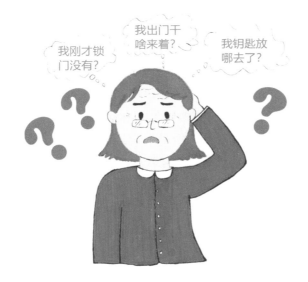

（1）记忆力障碍。疾病早期表现为近期记忆力减退，刚经历过的事情就不能记忆，刚做过的事或刚说的话记不起来，比如熟悉的人名想不起来，晚餐刚吃过什么记不起来，物品放置在何处也时常忘记。疾病后期远期记忆也会受累，比如年轻时发生过的事情，早期还记得很清楚，画面很清晰，但随着疾病的进展，远期记忆也出现了障碍，年轻时发生过的事情也很难记起来。

（2）视空间障碍。对原本很熟悉的环境突然感觉很陌生，比如外出后找不到回家的路，不能区别衣服的前后，穿衣时手伸不进袖子。

（3）语言障碍。找词困难，命名障碍，重复语言，沟通能力减退。

（4）家务障碍。突然忘记自己为什么要做手上正在做的事，重复做简单的事情。

（5）人格改变。经常没有具体原因地感到焦虑、沮丧或者急躁，容易发脾气。

（6）社交障碍。拒绝与他人沟通交流以及参加群体活动，对周边的事物缺乏兴趣。

（7）判断力障碍。对事物没有自主判断，随波逐流，别人说什么就是什么。

▶ 12. 阿尔茨海默病的高风险人群有哪些？

阿尔茨海默病的高风险人群主要与年龄、性别、家族史、心理因素及不良生活习惯等有关。高风险人群应加强防范措施，早发现早治疗，减少阿尔茨海默病的发生。阿尔茨海默病的高风险人群主要有：

（1）65岁以上人群。随着年龄的增长，阿尔茨海默病的发病率会成倍升高。65岁以上的人群是患阿尔茨海默病的高风险人群。女性绝经后雌激素水平降低，没有雌激素的保护，女性患阿尔茨海默病的风险更高。

（2）有遗传家族史人群。阿尔茨海默病与家族史有关，具有一定的遗传性，家庭中如果有阿尔茨海默病患者，其亲属患病的风险会增加。

（3）长期生活习惯不良与心理不健康的人群。饮食不健康、缺乏锻炼、长期吸烟和饮酒等不良生活习惯均会加大患阿尔茨海默病的风险；长期处于高压、孤独、抑郁等心理状态下的人群，患病的风险也会增加。

▶ 13. 阿尔茨海默病患者日常生活中如何延缓病情发展？

健康的生活方式可有效延缓阿尔茨默病的病情发展，日常生活中除了注意规律作息、释放压力、戒烟戒酒之外，还应注意以下几个方面：

（1）健康饮食。患者要少吃甜食、脂肪类高的食物，多吃维生素丰富、优质高蛋白食物，比如豆类、鸡肉、鸭肉、深海鱼、坚果等。

（2）适量运动。适量的运动可促进血液循环，增强心肺功能和减轻压力，有助于阿尔茨海默病的预防和治疗。如快走、跳舞等。

（3）大脑训练。进行大脑训练可促使神经细胞的活跃和连接。让患者帮忙一起做家务，有意识地多朗诵文章，多参加一些互动、益智类游戏，有助于防止阿尔茨海默病的发生。

（4）社交活动。多参加社交活动可促进心理健康和减轻压力，与朋友多交流、参加志愿者活动等，对阿尔茨海默病的预防和治疗都有益处。

▶ 14. 帕金森病患者在"衣食住行"方面需注意哪些事项？

帕金森病，又名"震颤麻痹"，是一种常见的中老年神经系统退行性疾病。

帕金森病患者康复进程慢，其过程可达十数年，可出现静止性震颤、肢体僵硬、动作迟缓、步态不稳、便秘、睡眠障碍等症状，总结来说就是"抖""慢""僵"。针对这些症状，可以从"衣食住行"四个方面入手，助力于患者的恢复：

（1）衣着方面。帕金森病患者肢体僵硬，穿衣不便，步态不稳，易摔倒，应选择宽大舒适、安全方便的衣物，如：①衣物布料选择全棉材质，全棉面料的衣物舒适又保暖，还吸汗耐用；②选择宽松合体的衣物，紧身的衣物会有束缚感，患者穿着不舒适，也不方便活动；③选择穿着方便、易穿脱的衣物鞋子类，多选开襟在前，拉链、按扣式衣物，不选套头的衣服，少穿系带式鞋子；④选择防滑鞋底的鞋，为了患者日常行走安全，尽量不穿生胶或橡胶底的鞋子，而布鞋类就适合帕金森病患者使用。

（2）饮食方面。帕金森病患者常有便秘、睡眠障碍等症状，饮食应注意以下几点：①以碳水化合物为主，多吃谷类和蔬菜，可以促进胃肠道蠕动，改善便秘的情况；②适量摄入蛋白质，以优质蛋白为主，如牛奶、蛋、鱼、瘦肉等，但因蛋白质会影响左旋多巴类药物的疗效，为了白天药效更佳，可将蛋白质摄入安排在晚餐；对于有睡眠障碍的患者，睡前可喝一杯热牛奶助眠，但牛奶里的蛋白质会影响药物的疗效，要注意跟药物服用时间错开；③摄入脂肪应以不饱和脂肪酸为主，如：橄榄油、菜籽油等，尽量不吃动物内脏、肥肉等含饱和脂肪酸的食物；④多喝水，每天保证饮水量达2000毫升，为6~8杯水；⑤可适当补充钙，预防骨质疏松和骨折。

（3）居住方面。帕金森病患者肢体僵硬，行动不便，且常出现静止性震颤，因此选择家具时，最好带有固定的扶手等，如床上方可安置固定的架子，且悬挂吊带，方便患者起身；家里常备坐便器椅子或在卫生间装马桶，方便患者使用，对于行动严重不便的患者，可在床旁放置高脚便盆；将患者常用物品摆至患者易取处，方便患者取用。

（4）出行方面。帕金森病患者步态不稳，肢体僵硬，易摔倒，出行一定要注意防跌倒。如家里及楼道灯光要亮，浴室等地要铺防滑垫，室内地面平坦等。

▶ 15. 手抖一定是帕金森病吗?

手抖，在医学上称为震颤，它仅是一个症状，主要表现为不随意地有节律性地颤动。震颤大致可分为：

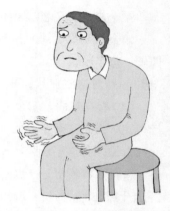

（1）静止性震颤。一般是因神经退行性病变造成的，常见于帕金森病引起，所以也叫帕金森病震颤。一般表现为手指搓丸样震颤，频率为每秒 4 ~ 6 次，静止时出现，情绪紧张或激动时会加剧，随意运动时减轻或消失，入睡时消失。静止性震颤分布于头、下颌、嘴唇、肢体等，肢体的震颤一般是不对称的。静止性震颤出现时，常伴随动作迟缓、肢体僵硬、平衡障碍等症状。

（2）意向性震颤。多因小脑病变引发，所以也称为小脑性震颤。一般在静止或运动开始阶段不出现，但当患者的动作接近目标时，如用手指鼻或用手拿杯子喝水时，肢体出现不自主、无法控制的震颤，越靠近目标，震颤越明显。部分患者可能同时存在构音障碍（发声困难、咬字不清、鼻音异常等）、共济失调（动作迟缓、行走和站立时不稳等）。

（3）特发性震颤。是常见的运动障碍性疾病，30% ~ 70% 的患者是因家族遗传，呈染色体显性遗传，又称家族性震颤或原发性震颤。特发性震颤与静止性震颤相反，活动时震颤明显，静止时消失，多表现在上肢跟头部的震颤，在精神高度集中、紧张或饥饿时加剧。发病呈"双峰"特征，40 岁以上中老年人与青少年常见。

（4）药源性震颤。许多药物也会引起震颤，如抗精神病类、抗抑郁类药物，因服用药物出现震颤的情况，可根据医师的建议服用替代药品。

（5）生理性震颤。是在情绪激动、紧张、恐惧等情况时，可能会出现的震颤，等情绪恢复平静时就可恢复。

（6）酗酒等引起的震颤。长期酗酒，尤其是酒精中毒会引起震颤。

综上，手抖不一定是帕金森病。帕金森病典型的症状是震颤，但帕金森病震颤一般叫做静止性震颤，而震颤不止有静止性震颤，还有可能是小脑病变、遗传、药物、情绪或酗酒等引起的震颤。当出现震颤时，虽然不一定是帕金森病，但都应及时就医查因。

▶ 16. 怎么预防帕金森病？

每年的 4 月 11 日为"世界帕金森病日"，帕金森病是常见的中老年神经系统退行性疾病，是一种慢性、非致死性的疾病，多数患者病程较长，可达 10 年以上，且需终身服药。病因暂不明确，但目前认为可能是遗传、环境和年龄老化共同作用出现的疾病。在病因不明的基础上，可以从预防老年病出发，减少患帕金森病的几率：

（1）饮食管理。饮食清淡，少食或不吃高脂肪、高能量的食物，不仅可以减轻身体的负担，还可以预防高血压、高血脂等疾病，对同为老年病的帕金森病，有一定的预防作用。

（2）运动管理。多运动，如爬山、游泳等，可以增强个人体质，增加抵抗力，使心情愉悦，减少过早进入衰老期的危险，有效预防帕金森病。

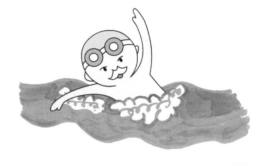

（3）增加脑部活动。帕金森病是神经系统退行性疾病，长期进行适度的脑部活动，如看书、下棋、画画等，可以保证大脑进行一定的活动，对预防帕金森病起到一定的作用。

▶ 17. 照护重症肌无力患者时应注意哪些事项？

重症肌无力是一种神经-肌肉接头传递功能障碍的获得性自身免疫性疾病，以病理性疲劳和无力为主要表现。尤其是运动过后，肌肉无力会更加明显。照护重症肌无力患者时需全面考虑患者的身体情况，采取科学、合理的护理措施，保证患者的安全和舒适，以促使患者尽快康复。在密切监测患者病情变化的同时还应注意以下几个方面：

（1）给予足够的营养支持。指导患者进食高蛋白、高维生素、高能量易消化软食或半流饮食，避免干硬或粗糙食物。进餐时尽量取坐位，细嚼慢咽，避免误吸。若患者每次用餐时间过长，可予以鼻饲流食。

（2）适量运动。根据患者情况，制定合适的运动方案。适量的运动可以帮助患者增强肌肉力量和耐力，缓解疲劳。

（3）保持呼吸道通畅。意识清醒者，鼓励患者有效咳嗽及深呼吸训练。对于意识模糊、痰液不易咳出者，必要时可以采用吸痰、体位调整等方法，及时清除口鼻腔分泌物，保持呼吸道通畅，防止窒息的发生。

（4）合理用药。严密监测患者用药情况，遵医嘱正确服药，并对药物的副作用进行监测和管理。

（5）防止感染。重症肌无力患者免疫功能差，尽量少去公共场所，注意防寒保暖，保持患者口腔、皮肤、周围环境卫生清洁，积极预防和控制感染。

（6）加强心理疏导。建立良好的生活方式，保证充足的睡眠与休息。积极主动关心患者，树立良好的信心，防止患者因精神刺激和过度劳累而加重病情。

（7）防止重症肌无力危象的发生。严密监测患者生命体征及病情变化，当患者出现呼吸困难、面色发绀、腹痛、呕吐、大汗、瞳孔缩小等症状时，应立即就医，寻求医师帮助。

▶ **18. 癫痫患者在家发作时如何处理？日常生活中应注意哪些事项？**

癫痫是一组由不同病因导致的脑部神经元高度同步化异常放电的临床综合征，以发作性、短暂性、重复性及刻板性为临床特点。癫痫分为症状性癫痫（继发性癫痫）、特发性癫痫（原发性癫痫）、隐源性癫痫三类。

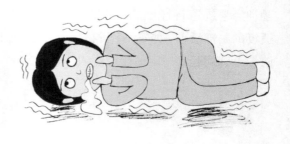

俗称的"羊角风"就是指痫性发作，症状为突然的意识不清，跌倒在地，口吐白沫，牙关紧闭，四肢抽搐。癫痫患者在家发作时，应当做好以下措施：

（1）防止碰伤。家属应保持镇静，将患者头部垫上软物，保护好头部，在患者牙齿之间放一块软毛巾，防止舌咬伤，移开患者身边尖锐危险的障碍物，避免抽搐时头部、身体碰伤。

（2）保持呼吸道通畅。解开患者衣领、腰带等紧身衣物，将患者的头部偏向一侧，及时清理口腔分泌物防止误吸，保持呼吸畅通。

（3）观察发作情况。详细记录癫痫发作的时间、意识情况、症状、持续时间等，及时就医，以获得及时的治疗和护理。

癫痫患者应注意日常生活中的安全和健康，以减少癫痫发作的风险。日常生活中癫痫患者需要注意以下几点：

（1）生活规律。保证充足睡眠，环境安静适宜，注意劳逸结合，养成良好的生活习惯，避免过度疲劳和精神压力。

（2）保持好心态。对于反复发作不恐惧、不自卑，保持良好的心态，建立自信，有利于疾病的控制。

（3）避免刺激。避免受到过强的光、声、气味等刺激，在家少看电视、电脑、手机，以免引发癫痫发作。

（4）安全防范。癫痫患者不要独自驾车远行，不要剧烈运动，在进行户外活动时应有人陪同，以免发生意外，如游泳、爬山等。

（5）规范用药。癫痫患者应遵医嘱坚持长期、规律用药，不能随意停药或更换药物。

▶ 19. 引起面瘫的原因有哪些?

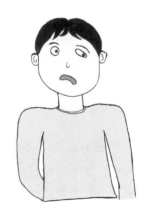

面瘫就是面神经麻痹，是一种由于面部神经的缺损而引起面部肌肉瘫痪的复杂的面部疾病。面瘫主要表现为患者的面部肌肉不能自由地收缩，表情呈现出不自然的失调状态。面瘫的发病率不高，男女发病率差别不大，抵抗力低下人群，如糖尿病、血管硬化等患者是面瘫的高发人群。

引起面瘫的原因是多方面的，主要与脑血管意外、神经炎症、肿瘤、外伤、中毒和其他代谢性疾病等有关。对于面瘫患者来说，需要及时就医，进行针对性的治疗和康复训练，以恢复面部肌肉的功能。引起面瘫的常见原因如下：

（1）脑血管意外。脑出血、脑梗死等脑血管意外是引起面瘫的重要原因之一。

（2）神经炎症。最常见的是疱疹病毒侵犯到面神经导致面神经水肿，引起面神经麻痹。

（3）肿瘤。当脑部肿瘤压迫面神经时容易引起面瘫。

（4）外伤。手术、车祸、颅脑损伤等也可能引起面瘫。

（5）中毒。酒精中毒或者长时间接触一些毒性物质也可能引发面瘫。

（6）代谢性疾病。某些代谢性疾病如糖尿病、风湿性疾病等也可能会引起面瘫。

▶ 20. 为什么有些人睡觉醒后就发现自己面瘫了？

近年来我国面瘫发病率不断上升，有些人一觉醒来后发现自己面瘫，可能与抵抗力和睡姿有关。患者自身的抵抗力较差，或过度劳累后抵抗力下降，或有免疫力缺陷，在睡觉时因局部受凉，进而导致面神经供血动脉痉挛，出现面神经缺血、缺氧、水肿，从而导致面瘫。还有一种可能是因为睡姿不当导致的，睡觉时的头部姿势对面部神经有影响，睡姿不正确，易导致面部神经受压或拉伸，从而引起面瘫。

这种面瘫的预后需根据面神经的损伤程度来判断。轻度面瘫者一般影响不大，短则一两周，长则两三个月就会慢慢恢复。面神经重度损伤、面瘫严重的患者，如出现抬眉不动、眼睛无法紧闭、歪嘴严重者，一般无法自行恢复，应及时就医，通过药物、手术等针对性的治疗干预，以恢复面部肌肉的功能，如果治疗不及时则有可能会留下后遗症。

▶ 21. 引起偏头痛的原因有哪些？

偏头痛是一种常见的具有发作性、周期性、家族性特征的慢性神经血管性疾病，属于血管神经功能障碍的原发性头痛范畴。偏头痛表现为反复发作的头痛，一般为单侧性，在活动后会加剧，程度严重者可伴有恶心、呕吐，患者对于光、声的刺激也会变得更加敏感，一旦发作，可持续 4~72 小时。

引起偏头痛发作的原因比较复杂，主要考虑与遗传因素、神经细胞兴奋性紊乱、内分泌、环境、饮食、药物、疾病和心理等因素有关。

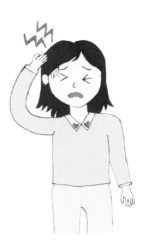

（1）遗传因素。偏头痛具有遗传易感性，有明显的家族聚集性，遗传因素是其发病的重要原因。

（2）神经细胞兴奋性紊乱。外部刺激对偏头痛患者非常敏感，大脑神经细胞的兴奋性紊乱会导致神经细胞兴奋性增加，从而引起头痛和其他症状。

（3）内分泌因素。偏头痛以女性较多见，常始于青春期，多在经前期或经期发作，妊娠期或绝经期后逐渐减轻或消失，口服避孕药、激素替代治疗时也可引发偏头痛。

（4）环境因素。如气候变化、强光、异味、噪音等环境因素都可能引起偏头痛发作。

（5）饮食因素。某些食物如巧克力、浓茶、红酒、咖啡等也可能引起偏头痛发作。

（6）药物因素。过量服用血管紧张素转化酶抑制剂等药物会诱发偏头痛。

（7）疾病因素。眼、耳、鼻等病变可刺激神经对大脑造成影响诱发偏头痛，颈椎病等疾病也可引起偏头痛。

（8）心理因素。紧张、焦虑、抑郁、生气、激动等剧烈情绪刺激大脑引发偏头痛。

（9）其他因素。如睡眠不足、过度劳累等也可能引起偏头痛。

▶ 22. 日常预防偏头痛有哪些措施？

预防偏头痛应综合考虑生活习惯、饮食、心理、环境等因素，针对性地进行调整，合理用药、积极治疗。以下是日常预防偏头痛的常见措施：

（1）规律作息。养成规律的作息时间，保证充足的睡眠。

（2）健康饮食。避免摄入过多的巧克力、咖啡因、酒精等物质，要保持饮食营养均衡。

（3）适量运动。适量的有氧运动，如快走、游泳、跳舞等，有助于降低偏头痛的发病率。

（4）避免环境刺激。避免暴露在强光、异味、噪音等刺激环境下。

（5）心理调节。学着释放压力，调节好自己的情绪，如冥想、音乐等疗法，有助于预防偏头痛的发作。

（6）合理用药。长期过度使用止痛药会加重偏头痛的发作。

（7）积极治疗。偏头痛严重、反复发作的患者，应及时就医，并遵医嘱进行治疗。

▶ 23. 什么是原发性头痛和继发性头痛？经常头痛对大脑有损害吗？

头痛是由于各种原因刺激颅内外疼痛敏感结构而引起的，原发性头痛和继发性头痛是头痛的两种基本类型。

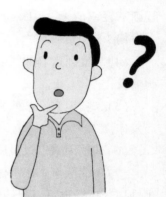

（1）原发性头痛。指无明显原因引发的头痛，如偏头痛、紧张型头痛、丛集型头痛，因睡眠质量差引起的睡眠性头痛，强烈咳嗽导致的咳嗽性头痛等。原发性头痛通常是由神经和血管的生物化学变化引起的，与其他疾病无关。

（2）继发性头痛。指由其他疾病或症状引起的头痛，如颅内肿瘤、血管病、感染、颈椎病等疾病，或是精神疾病、耳鼻喉科疾病、眼科疾病等进而导致头痛。继发性头痛是作为病情的一个症状，而不是一个独立的疾病，需要针对病因进行治疗。

经常头痛可能会对大脑造成一定的损害。继发性头痛是由已知疾病引起的，本身就会对大脑造成伤害。而原发性头痛多数不会对大脑造成损害，但头痛长期存在、反复发作可能会导致大脑神经元的改变，从而影响大脑的正常功能，如注意力、记忆力、思维能力减退等。因此，经常头痛者应及时就医，尽早找出病因进行治疗。同时也应该注意日常生活中头痛的预防，保持良好的生活习惯、调节好情绪、避免过量服用药物等，以减少头痛的发作。

▶ 24. 一头痛就吃止痛药，可以吗？

一头痛就吃止痛药并不是一个明智的选择。止痛药虽然可以缓解头痛，但过度使用可能会导致一些不良反应和并发症。一头痛就吃止痛药，会影响疾病的诊断，例如，患者因脑部长了肿瘤或者患有脑膜炎而引起头痛，自行吃完止痛药后头痛消失，以为并无大碍，但却掩盖了真正的病因，从而耽误了治疗。因此，使用止痛药之前，应先找出头痛的原因，针对病因进行治疗。若因其他疾病需要使用止痛药时，应选择适当的药物和用药方法，避免长期、过量使用止痛药。

原发性头痛可采取一些非药物治疗方法来缓解头痛，如冥想、按摩等。当头痛反复发作，持续时间较长或症状严重时，应及时就医。

▶ 25. 高压氧舱治疗需要注意哪些事项？

高压氧舱是一种医疗设备，高压氧疗是一种治疗手段。高压氧舱治疗适应证包括烧伤、痤疮、神经性皮炎、骨折、软组织损伤、厌氧菌感染、神经性耳聋、一氧化碳中毒等。高压氧舱是一个密闭空间，舱室内部可提供高浓度的氧气和高气压环境，利用这种特殊环境，患者在治疗时通过加压装置吸入高压、高浓度的氧气，让其大量溶解于血液和组织中，提高血氧含量，收缩血管，增加血氧张力，促使人体组织的修复和再生，降低颅内压，减轻脑水肿，改善脑缺氧，促进神经系统的修复，缓解神经系统疾病的症状，治疗一些难以治愈的疾病。

高压氧治疗需注意以下几点：

(1)进入高压氧舱前准备。①了解高压氧治疗的禁忌证和适应证，确保自己适合高压氧治疗。②入舱前听从医师指示，按要求调节呼吸和压力，掌握调节咽鼓管压力的要领和具体方法，如咀嚼法、吞咽法等。③进舱前排空膀胱，以免因排尿而影响治疗效果。切勿进食产气食物和饮料，避免饮酒、饱餐或饥饿。④进舱前保持身体清洁，穿指定纯棉衣物，并取下金属物品。⑤避免携带易燃易爆物品在身上，进舱前将手表、保温杯放置舱外以防损坏。

(2)进入高压氧舱后配合。①进入舱内保持镇静，不要随意打开舱门，不可随意搬弄或触动舱内各项仪器设备；②正确使用吸氧面罩，遵医嘱操作，以保证安全和最佳治疗效果。若有任何疑虑或不适，应及时向医师咨询。

▶ 26. 抑郁症是怎么回事？

抑郁症，也称为重性抑郁障碍，是最常见的精神障碍之一，指由各种原因引起的以持久而显著的情绪低落或兴趣、愉悦感缺失为主要特征的一类情绪障碍，部分患者存在自伤、自杀行为，甚至因此死亡。抑郁症与抑郁情绪不同之处在于抑郁症是一种综合征，即多种症状的组合，同时这些症状必须持续 2 周以上，在每天大部分时间中出现，并影响患者的社会功能或造成个人痛苦。抑郁症的主要症状包括情绪低落、兴趣减退、自罪自责、思维迟缓、难以做决策、睡眠增加或减少、食欲减退或增加、精力下降、消极意念甚至自杀想法和行为，部分患者伴有头痛、头晕、心慌、出汗等躯体不适，部分伴有幻觉和妄想等精神病性症状。其主要治疗方式以药物治疗为主，物理治疗及心理治疗为辅。若怀疑自己或家人可能患有抑郁症，建议精神科或心理科就诊。

▶ 27. 焦虑症是怎么回事？

焦虑症又称为焦虑障碍，是以过度的紧张、担忧、恐惧、害怕为特征的一类精神障碍。焦虑障碍是患病率最高的一类精神障碍，患者常表现出过度和持续的担忧和恐惧、紧张不安、难以放松、烦躁、失眠，无充分现实依据便感到要大难临头等，多伴有自主神经系统症状，如心悸、气短、胸闷、口干、出汗、震颤、颜面潮红、尿频、尿急等。焦虑障碍可对患者的日常生活产生显著影响并造成显著的主观痛苦。常见的焦虑障碍包括广泛性焦虑障碍、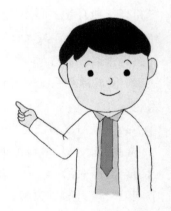惊恐障碍、社交焦虑障碍、特定恐惧症等。常见的治疗方式有药物治疗及心理治疗。若怀疑自己或家人可能患有焦虑症，建议精神科或心理科就诊。

▶ 28. 失眠障碍是怎么回事?

失眠障碍是最常见的睡眠障碍,主要表现为入睡困难、中途易醒、早醒、醒后难以入睡、白天疲劳等,如果每周有超过 3 晚的睡眠困难,连续 3 个月,就可能达到失眠障碍的诊断标准。许多失眠障碍患者同时伴有抑郁和焦虑障碍,需要注意鉴别。失眠障碍的主要治疗方式为药物治疗和心理行为治疗。轻中度失眠可考虑作息调整、减轻压力,或进行失眠的认知行为治疗,中重度失眠障碍需要药物治疗,包括苯二氮䓬类和非苯二氮䓬类催眠药、具有镇静作用的抗抑郁药、抗精神病药和中成药等。若怀疑自己或家人可能患有失眠障碍,建议精神科或睡眠科就诊。

第七章　运动系统疾病

▶ 1. 怎样保护关节，远离骨关节炎？

骨关节炎是目前最常见的慢性关节疾病之一，也是世界头号致残性疾病。"身体未老，关节先衰。"我国骨关节炎的患者基数大，多发于中老年人，且呈逐年上升并年轻化发展的趋势。骨关节炎的常见临床表现有关节痛、关节肿胀和压痛、关节功能障碍。保护关节，远离骨关节炎，需注意以下几点：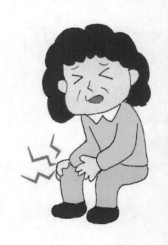

（1）适量运动。根据自身状况、场地、器材和气候条件选择合适的运动项目，以运动负荷不超过人体的承受能力，在运动后感觉舒服、不气喘、不疲劳为标准。适量运动对关节有保护作用，长期缺乏运动会导致关节功能减退。

（2）运动先热身。在没有热身的状态下直接运动，容易造成细微的韧带撕裂。特别是在跳跃或扭动脚的运动中，反复出现运动损伤可能导致创伤性关节炎，或者诱发其他类型关节炎。

（3）运动不过度。运动以每周 3~5 次，每次少于 1 小时为宜。虽说运动能强健体魄，但不能过度，过度运动容易造成关节损伤，或出现早期骨关节炎的症状。

▶ 2. 骨关节炎是否需要补钙？

骨关节炎是一种以关节软骨退行性变和继发性骨质增生为特征的慢性关节疾病。人们常有一个误区：钙的流失会造成骨质疏松，骨质疏松引起骨关节炎，所以骨关节炎都需要补钙。那么患了骨关节炎真的需要补钙吗？

首先，来看看骨关节炎与骨质疏松有什么不同。骨关节炎是常见的关节退行性病变的一种。人的年龄不断增大，人体的器官组织则会逐渐衰老，关节也不例外，它的软骨会产生退变磨损，引起关节疼痛与功能障碍，从而导致骨关节炎的发生。俗称的骨刺、骨质增生、关节退变，其实都是骨关节炎的表现。而骨质疏松症是因多种原因导致的骨密度和骨质量的下降，骨微结构被破坏，造成骨脆性增加，从而容易发生骨折的全身性骨病。大家公认的导致骨质疏松的因素是钙的缺乏和流失，另外维生素 D 补充不足、女性绝经等也是致病的高危因素。由此，虽然骨关节炎与骨质疏松可以同时在中老年人群中发生，但骨质疏松并非骨关节炎的直接病因。

目前没有充分的科学证据表明补钙可以延迟骨关节炎疾病进展，或改善骨关节炎症状。如果骨关节炎患者合并有骨质疏松的症状，进行补钙以及相关的抗骨质疏松治疗，还是能一定程度上改善因为骨质疏松而产生的症状。但患者往往很难自己做出准确判断，因此当中老年人出现骨关节疼痛时，不要轻易自我诊断，而应及时就医，以免延误病情。

总体而言，骨关节炎患者在没有合并骨质疏松的前提下，补钙不能起到明显治疗或缓解症状的效果。老年人如何补钙应在医师的指导下进行。不管是骨关节炎，还是骨质疏松，早预防、早诊断、早治疗是改善患者生活质量、延缓疾病进展的关键所在。

▶ 3. 患了肩周炎，如何进行自我锻炼？

人们常说的"五十肩""冻结肩"其实就是狭义的肩周炎，50 岁左右为高发年龄，而肩膀疼只是一个症状。肩周炎是肌肉骨骼系统引起的无菌性炎症。起病隐匿，发病率女性高于男性。作为一种慢性自限性疾病，通常需要 6~24 个月才能得到症状和功能的完全缓解。主要临床表现为疼痛和关节活动受限。该病的治疗方法一般有针灸、理疗、按摩、自我锻炼等。如果疼痛在可忍受的范围内，患者应坚持长期的关节活动锻炼，以促进恢复。

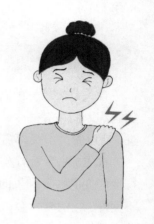

自我锻炼时注意以下几个方面：

（1）每次锻炼前肩关节热敷，时间为 5~10 分钟。

（2）锻炼一般需等炎症和疼痛消退后进行，在无痛范围内锻炼。

（3）避免暴力拉伸，锻炼过程中如发生严重疼痛要暂停锻炼，锻炼后可冰敷。

锻炼要点，4 个动作对抗肩痛：

（1）钟摆运动：俯身，一侧上肢（健侧）扶桌椅作支撑，另一侧上肢（患侧）自然下垂，放松；轻柔活动上肢，做前后、左右、画圈动作；每个方向动作重复 15 次，每天 3 遍；如果双侧受累，做完一侧再做另外一侧。

（2）仰卧前屈：仰卧，双腿伸直；健侧上肢握住患侧上肢肘部，抬高过头至感受到轻度拉伸；保持拉伸姿势 15 秒后，缓慢放低至初始位置；重复上述动作 5 次，每天 3 遍。

（3）被动内旋拉伸：背过双手，握住木棍两端（如左手为患侧，右手为健侧）；右手握住木棍水平向右牵拉，被动拉伸左上肢；保持拉伸姿势 30 秒后，回到初始位置休息 30 秒；重复上述动作 5 次，每天 3 遍；如果双侧受累，做完一侧再做另外一侧。

（4）被动外旋拉伸：站在门口，面向一侧门框；患侧上肢屈肘 90°，上臂贴紧侧胸，握住门框；保持手部姿势不动旋转上半身；保持拉伸姿势 30 秒后，回到初始位置休息 30 秒；重复上述动作 5 次，每天 3 遍；如果双侧受累，做完一侧再做另外一侧。

▶ 4. 上肢疼痛麻木为什么要检查颈椎？

从人体的构造来看，支配上肢的神经经过颈椎椎管，当颈椎出现问题时，就有可能压迫经过的神经，导致上肢出现疼痛、麻木。

人体的脊柱由很多块椎体串连而成，相邻椎体间由椎间盘间隔并连接。椎体是硬的，呈圆柱形。椎间盘是软而有弹性的，中心部位有髓核，周围有纤维环。当椎间盘内部压力增加时，如长期低头，髓核就会向后移动，甚至压迫神经根。此时，患者就会出现颈、肩和上臂疼痛麻木，这便是颈椎间盘突出症状。所以说，上肢疼痛麻木要检查颈椎。

▶ **5. 下肢疼痛麻木为什么要检查腰椎？**

人的身体的各个部分都是由神经支配的，神经从大脑发出，经过颈椎、胸椎、腰椎内椎管，再分布到躯干和四肢。而支配下肢的神经，腰椎椎管是其"必经之路"。当腰椎出现问题，就有可能压迫经过的神经，导致下肢出现疼痛、麻木。

腰椎疾病常见的症状：①腰痛。活动时尤其以弯腰负重时疼痛加重，卧床休息后常减轻。②下肢放射性疼痛。一般为从下腰部向臀部、大腿后外侧、小腿后外侧直到足部的放射痛，又称坐骨神经痛，一般多累及一侧下肢，仅极少数突出者表现为双下肢症状。早期可为痛觉过敏，严重者出现感觉迟钝或麻木，在咳嗽、喷嚏、用力大小便时疼痛会加剧。③马尾神经受压。主要表现为大、小便障碍，会阴和肛周感觉异常。严重者可出现大小便失控及双下肢不完全性瘫痪等症状，临床上少见。但这是最严重的一种情况，一旦出现，需急诊手术。④下肢肌力下降。如足下垂、提踵无力等，一旦出现肌肉力量下降，需尽早手术。

当出现下肢疼痛、麻木或下肢肌力下降、腰痛等症状时，要检查是否患腰椎疾病。

▶ **6. 日常生活中如何预防颈腰痛？**

现代人们的生活节奏快，工作压力大，躯干肌缺少锻炼，且随着年龄的增长自身机能也在走下坡路，颈痛和腰痛已成为成年人最常见的症状。颈腰痛的形成与日常不良生活习惯有很大关系，长期伏案、玩手机、睡眠姿势不良等会使颈椎、腰椎持续向前弯曲，导致椎间盘内的压力逐渐增高，从而诱发椎间盘突出，加速颈腰椎退行性变。

日常生活中预防颈腰痛需注意以下几点：

(1)坐姿端正。长期伏案工作者，合理设计工作台的高度和倾斜度，定时变换头颈部体位，保持正确的坐姿。工作 45 分钟到 1 小时后需起立活动，定期远眺。

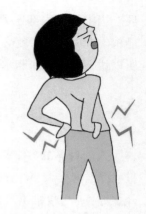

（2）使用手机姿势正确。使用手机时，尽量抬高手机，视线和手机平行，给颈椎减负。此外，不要躺着玩手机，避免躺着时处于一个低头屈曲的体式，造成对颈腰椎持续的伤害。

（3）保持正确睡姿。床铺宜选硬板床垫加合适软垫。枕头不宜过高或过低，枕于头颈部，以生理位置为佳。睡眠时可采取仰卧位或侧卧位，使整个脊柱处于自然状态，髋膝关节屈曲，全身放松。如感颈、腰部不适，需要及时调整睡姿。

（4）运动锻炼适度。游泳是最适宜的运动；适当进行腰背肌锻炼；切忌进行过快、过度、过长时间的颈腰椎活动。

（5）防止颈腰部外伤。日常注意驾车时不急刹车，弯腰持重物量力而行等，避免产生颈腰部的外伤。

▶ 7. 怎样防治腰肌劳损？

腰肌劳损主要是腰部肌肉及其附着点筋膜或骨膜的慢性损伤性炎症，也是腰痛的常见原因之一。

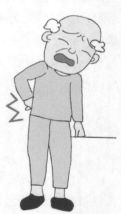

预防腰肌劳损需注意以下几个方面：

（1）消除致病因素。长期伏案工作时，要使用腰部有凸起的靠垫以缓解腰部压力，做体力劳动时量力而行，搬重物时最好呈蹲位站起。

（2）防止寒冷受凉。不要随意睡在阴冷潮湿的地方；根据气候的变化，要及时增减衣物；在出汗或者淋雨之后，要及时地更换衣服，或者是淋浴。

（3）注意减重。因为身体重量太大，也会对腰椎以及肌肉产生比较大的负荷压力。

治疗腰肌劳损注意以下几个方面：

（1）卧床休息。适当的卧床休息是腰肌劳损治疗的第一步，也是治疗的重点。年轻的腰肌劳损患者，如果注意休息，一般在一周左右症状得到缓解。但腰肌劳损需跟腰椎间盘突出进行鉴别，腰肌劳损影像学是没有椎间盘病变改变的。

（2）药物治疗。腰肌劳损的药物治疗，主要通过非甾体类的消炎止痛药来消除炎症、缓解疼痛，以达到较好的治疗效果，但这类药物会对胃肠有刺激，如有胃溃疡等疾病患者需在医师指导下使用。

（3）物理治疗。可以在腰背部进行热敷物理治疗，热敷可以改善血循环，缓解疼痛。

▶ 8. 得了腰椎间盘突出症需要做手术吗？

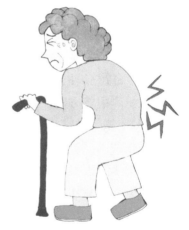

腰椎间盘突出症是指腰椎间盘发生退行性改变以后，由于外力作用，纤维环部分或全部破裂，单独或者连同髓核、软骨终板向外突出，刺激或压迫窦椎神经和神经根引起的以腰腿痛为主要症状的一种病变。腰椎间盘突出症是引起腰腿痛的最常见原因，是脊柱外科的常见病和多发病。腰痛是大多数腰椎间盘突出症患者最先出现的症状，典型的腰椎间盘突出症除了腰痛以外，还可以出现下肢的麻木疼痛。

人们往往以为得了腰椎间盘突出症就要开刀，就要承受巨大痛苦。那么，得了腰椎间盘突出症，就真的一定要手术吗？答案是否定的，统计表明，80%～90%的腰椎间盘突出症患者都是可以不用开刀，而通过正确的保守治疗获得缓解。那么，剩下10%～20%的患者，出现以下情况是可以考虑手术的：超过6～12周的腰椎间盘突出症病史，系统保守治疗无效；或在保守治疗过程中症状反复发作或加重；腰椎间盘突出症疼痛剧烈，或患者处于强迫体位，影响工作或生活；腰椎间盘突出症出现马尾神经麻痹或单根神经麻痹，表现为肌肉瘫痪，出现直肠、膀胱症状。近年来，微创手术因为创伤小、疼痛轻、恢复快，而备受患者的欢迎。但微创手术并不是万能的，在微创手术解决不了时，还是需要选择传统的开放手术。

▶ 9. 腰椎间盘突出症有哪些常见的保守治疗方法?

保守治疗是治疗腰椎间盘突出症的最基本的方法,包括卧床休息、牵引治疗、针灸、推拿、按摩治疗、物理治疗、药物治疗等。

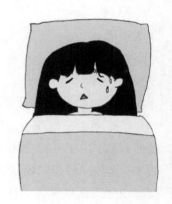

(1)卧床休息。卧床休息是保守治疗中非常重要的措施之一,卧床之后,可以降低椎间盘、椎管内承受的压力,缓解对神经根、马尾神经等的压迫,减轻神经根水肿,对初次发作、症状和体征较轻者效果非常明显。

(2)牵引治疗。通过牵拉肢体,主要是下肢,略为增宽椎间隙,以扩大椎管容量,减少椎间盘内压,从而减轻对神经根的压迫或刺激。牵引包括悬吊牵引、自控脉冲床牵引、振动牵引、骨盆牵引、自身重量牵引等方法。

(3)针灸、推拿、按摩治疗。针灸、推拿、按摩是中医学的瑰宝之一,治疗腰腿痛在我国已有悠久的历史。关于针灸推拿按摩的方法很多,国内这方面的从业人员水平也参差不齐,建议患者要到正规的医院进行治疗,并注意在腰椎间盘突出症的急性发作期勿行推拿,以免症状加重,且暴力推拿弊大于利。

(4)物理疗法。简称理疗,是指应用自然界、人工的各种物理因素作用于机体,以达到治疗和预防疾病目的的方法。常用的物理疗法包括:短波透热疗法、超短波疗法、超声波疗法、红外线疗法、超刺激电流疗法等。

(5)药物治疗。包括消炎镇痛药物、减轻神经根水肿药物及神经营养药物等。

▶ 10. 髋关节置换术后效果如何?

近些年,髋关节置换术成为髋部骨折患者外科治疗的主要方式,得以广泛应用。到目前,髋关节置换术已经是一种非常成熟的手术方法,能用相对较低的成本解决患者的疼痛、活动受限等核心问题,患者基本上都可以很好地恢复活动、提高生活质量、回归部分运动,甚至部分患者会忘记曾经做过此手术。手术操作具有标准化、安全性高等特点。通常,髋关节置换术后第一天即可扶助行器下床站立、行走，经过相应功能锻炼后 3~5 天出院，出院后在助行器辅助下活动 2~3 个月，就可以逐步去掉助行器活动。大部分患者可以康复到正常行走时无疼痛，日常行走 6000~8000 步不会出现明显不适，可以在非负重情况下屈曲活动至 90°。

▶ 11. 如何防治青少年脊柱侧凸？

脊柱侧凸通俗来说，远看高低肩，近看"七扭八歪"。从后面观察背部，正常人的脊柱是一条"直线"，如果出现向一侧的偏移或者弯曲，就称为脊柱侧凸（脊柱侧弯）。青少年特发性脊柱侧凸作为最常见的一类脊柱畸形，女性与男性的比例达到了 10∶1，该病不仅影响青少年的体型和外观，可能还会影响其心肺功能。脊柱侧凸是一种容易被忽视，但后果又很严重的疾病。预防青少年脊柱侧凸可以通过以下方式：

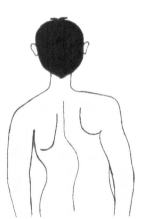

（1）保持良好的身体姿势。注意保持良好坐姿、站姿，维持脊柱稳定性。

（2）合理饮食。注意合理饮食和均衡营养，摄入足量富含优质蛋白及钙的食品，适度晒太阳，以提高骨密度，增强脊柱的稳固性。

（3）运动锻炼。加强体育运动，通过广播体操、引体向上等，增强腰背部肌肉力量。

脊柱侧凸患者通常建议在儿童和青少年阶段早期接受治疗，其治疗方法有：

（1）支具治疗。脊柱侧凸角度在骨骼发育成熟以前达到 20°~40°，需要佩戴矫形支具。

（2）手术治疗。脊柱侧凸的角度如果胸弯超过 50°或者腰弯超过 40°，就有持续进展的风险，建议手术治疗。

5~18 岁的青少年每年可做一次脊柱检查，如果出现以下情况需及时就医：自然站立或坐着的时候肩部高低不一；头部总是不自觉地偏向一侧；走路时身体总向一侧倾斜；两侧鞋跟磨损程度不一样；总是跷腿坐，一条腿搭到另一条腿上。

▶ 12. 关节痛是不是长骨刺了？

骨刺是老百姓的通俗讲法，在现代医学里叫骨质增生。骨质增生并不是一类疾病，它是关节因各种原因出现软骨磨损、破坏，人体的受力平衡受到影响，从而促成骨本身的修补、硬化与增生，以稳定关节，恢复新的受力平衡。通俗地说，骨质增生是人体力学平衡的保护机制，哪里需要就长在哪里。

大部分情况下，细小的骨质增生不会使人体产生不适感，也无需治疗，发现后坚持规律、适量的体育锻炼，生活中注意保持正确姿势，不超负荷工作，就能减轻或延缓骨头的退变进程。如果发生疼痛，就需要治疗了，因为随着关节的磨损越来越严重，软骨就会出现老化、发炎等现象，这些变化会造成周围组织受刺激，或者由于骨质增生压迫到周围的神经，刺激到周边的血管，对周围的结构产生了刺激，就会发生疼痛，需要到专业医疗机构进行治疗。

骨质增生与疼痛之间有关系，但是，绝大多数疼痛与骨质增生是没有关系的，不要谈刺色变，更不要盲目听信一些不良商家的广告去拔骨刺，不是所有骨刺都需要治疗。

▶ 13. 盘状半月板需要采取手术治疗吗？

盘状半月板又称盘状软骨，肉眼观呈圆盘状，较正常半月板厚且宽，活动性较正常半月板高，其主要特点是宽度和高度异常增大且呈现盘状，主要累及双侧膝关节，是常见的半月板异常病变。

盘状半月板可以选择微创手术治疗。因盘状半月板改变了膝关节正常的运动学特征，活动时受到挤压、扭转等外力易发生损伤，膝关节局部血液循环受到影响，导致关节活动异常，对患者的正常生活和工作带来诸多不利的影响，严重者还会造成膝关节早期退行性病变。所以目前对于该疾病主要采取手术治疗，疗效较为肯定。有研究表示，行关节镜手术治疗，能缩短机体术后恢复时间，减轻患者术后疼痛程度，进而有效改善膝关节功能。

▶ 14. 哪些表现提示可能存在半月板损伤？

正常人膝关节缝隙间有两个具有弹性的纤维软骨垫，形如月牙，故名为半月板。一个膝关节包含内、外两个半月板，内侧呈"C"形，外侧呈"O"形。半月板能够起到缓冲力量、吸收震荡、维持膝关节的稳定及运动协调、润滑关节的作用。半月板损伤是膝关节常见的损伤性疾病，常常在剧烈活动中发生，损伤分为急性损伤和慢性损伤，如果出现下面的症状就代表半月板出现损伤了：

（1）急性损伤症状。患者常常会有明确外伤史，在剧烈活动中突然损伤，当膝关节突然旋转或跳起落地时，患者突然间感到关节剧痛，不能伸直，并迅速出现关节肿胀，此时关节内可能因半月板撕裂出现积血。

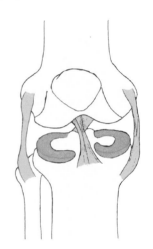

（2）慢性损伤症状。①膝关节疼痛。表现为膝关节疼痛，患者走路时更明显，坐下或躺下休息时会明显减轻。在膝关节周围按压，可按到明确的压痛，位置较局限性、较固定。②膝关节活动时有弹响。关节活动时会听到"卡塔"声，甚至出现关节交锁，表现为关节活动时，突然听到"卡塔"声后，关节便不能伸直，忍痛挥动几下小腿，再次听到"卡塔"声后，关节又可伸直。③膝关节无力感。患者上、下楼梯时，可出现打软腿症状，表现为患膝关节突然无力。损伤后期，患者可能出现股四头肌萎缩、肌力减弱、腿变细等表现。

半月板一旦损伤，很难自我修复，需及时就医，听从医师意见是保守治疗还是手术治疗。

▶ 15. 半月板损伤后还能参加运动吗？

膝关节半月板损伤在足球、排球、篮球、体操、摔跤等项目中较为常见，是运动员膝关节创伤中常见的疾病。半月板损伤术后，须严格按照术后康复训练计划训练，经康复训练后，大多数都可以参加运动，对运动能力基本没有影响，但必须注意运动姿势和运动的强度。

▶ 16. 跑步如何不损伤膝关节?

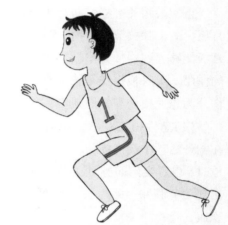

跑步是人们经常进行的一种体育锻炼。跑步运动门槛低,人们通过跑步能提升人体机能和意志力,是非常好的有氧运动方式。但是一直以来,都有一种"跑步百利唯伤膝盖"的说法,令不少人担忧,害怕健身不到位反而得上"跑步膝"。其实不用担心,只要注意以下几点,一般不会损伤膝关节。

(1)选择专业的跑步场地。需选择正规专业的跑步场地,通常建议选择橡胶的跑道,有利于膝关节的稳定性,避免凹凸不平的地面,或者地面过硬而对膝关节产生损伤。

(2)注意跑步姿势。跑步时尽量不要迈大步,身体略微前倾,保证每一脚的脚掌可以在身体重心正下方踩到地面,吸收来自地面的冲击。如果步子迈得过大,脚跟会先和地面接触,相对于足弓和脚掌,脚跟缓冲地面冲击的能力较弱,这些冲击还会顺着小腿向上传递到膝关节,很容易引起膝关节后侧肌腱韧带受伤。

(3)控制跑步时长。每次跑步时间不应太长,最好限制在 30 分钟以内,避免过久的剧烈运动,以免造成膝关节疼痛。

▶ 17. 骨折后是手术治疗还是保守治疗?

骨折是骨的完整性和连续性中断。骨折之后行保守治疗还是手术治疗,需要根据骨折的类型和损伤程度决定,无移位骨折可以进行保守治疗,如果骨折移位较大或粉碎性骨折则需要采取手术治疗。

(1)保守治疗。适合于轻度骨折,骨折没有明显移位或经手法复位后对位对线良好,可以采取保守治疗,主要用石膏或夹板进行固定,能够促进骨折顺利愈合,4~6 周后拆除石膏行功能锻炼。

（2）手术治疗。适用于保守治疗无效的骨折，如粉碎性骨折或严重移位的骨折，甚至造成神经、血管损伤的骨折，都应考虑手术。采用切开复位内固定或者外固定支架进行治疗，能够使骨折端稳定，同时促进骨折的顺利愈合。

因此，骨折选择保守治疗还是手术治疗，应根据具体病情和严重程度决定。

▶ 18. 脚踝意外扭伤了怎么办？

日常生活中走路不小心便会脚踝扭伤，俗称崴脚，是最常见的一种骨科损伤，一般情况下，集中高发于关节与韧带处。如果发生脚踝扭伤，可采取以下措施：

（1）制动并休息。当踝关节发生急性扭伤后，首先要原地休息，适当制动，避免踩地和行走，以减少对相应部位的进一步损伤。

（2）冰敷并按压。疼痛、肿胀部位 24～48 小时内可用冰袋进行局部冰敷，另外可用冷毛巾进行局部按压，达到消肿、止痛的目的。

（3）抬高扭伤部位。患肢远端位置要略高于心脏，有利于血液回流，减轻患处肿胀。

如果扭伤严重或经过以上处理并未好转，建议找专科医师咨询检查。

▶ 19. 肩关节脱臼该怎么处理？

脱臼就是关节脱位。许多人们熟悉而喜爱的运动员都曾有过肩膀脱臼的经历，也就是常见的关节运动损伤肩关节前脱位。据报道，肩关节前脱位是最常见的肩部损伤之一，占所有与肩部相关急诊的 1/3，年发生率为 23.9/10 万。

肩关节脱位后患者会感觉到肩部突发剧痛，患侧手臂无法抬起，活动明显受限，关节内会有一种胀胀的感觉。而肩关节脱位原因多由于间接暴力所致，特别是从事对抗性运动或者

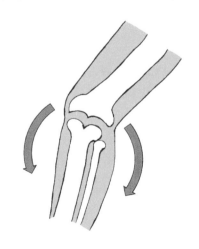

过头运动的人群，当上肢处于外展外旋位，力量就会沿着上肢传导至肩关节，从而使肩关节自前方脱出。如果肩关节脱臼，可以进行如下急救处理：

（1）不要自行复位。在发生手臂脱臼并异常疼痛时，切勿尝试将脱位关节复位，因为复位的方式不当，会给肌腱、韧带带来灾难性的二次损伤。

（2）固定伤肢。为防止对软组织造成进一步损伤，需采用三角巾悬吊或用另外一只无损伤的手臂托住前臂、肘关节的方法将其稳定、制动，切勿硬拉硬拽。应尽快前往医院就诊，通过 X 线、CT 等检查，确认肩关节脱位的严重程度。

（3）冷敷处理。在脱臼的手臂进行恰当的处理后，再在患处进行冷敷，缓解伤处胀痛并消肿。注意在进行 24 小时冷敷后，再采用热敷的方式来促进损伤处血液循环。

对于反复脱位的肩关节，一般治疗只能起到近期消肿止痛的作用，而不能恢复肩关节内撕裂韧带盂唇结构的稳定性，在之后的运动中依旧可能会出现肩关节的再次脱位。因此，通过手术治疗复发性肩关节脱位是最有效的方法。

▶ 20. 拇外翻是穿鞋不当引起的吗？

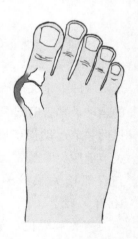

拇外翻，俗称"大脚骨"，是一种常见的拇趾向足外侧倾斜、第一跖骨内收的前足畸形。80%以上有家族史，女性多见。约有 50%的拇外翻患者在 20 岁以前即出现畸形，先天遗传因素是发生拇外翻的重要内在因素；而穿鞋不当是引起成人拇外翻的主要外部原因。拇外翻常见表现有拇趾偏斜、内侧骨赘、红肿、压痛等。

因穿鞋不当易引起拇外翻，因此选择合适的鞋子尤为重要，建议这样穿鞋避免足的损伤：①根据自己的脚型，选择合适、舒适的鞋子，尽量选择前部较宽、没有高跟的鞋，建议穿运动鞋，不穿鞋底特别柔软的平底鞋、松糕鞋；②女性避免长时间穿尖头高跟鞋是预防拇外翻的主要措施，平时尽量少穿高跟鞋，某些场合必须穿高跟鞋，回到家或坐定后，要立即让脚部放松。可以经常用热水泡足，以缓解软组织痉挛。

一旦发现自己有大脚骨，要及时到医院进行矫正。

▶ 21. 老年人该怎样预防跌倒?

由于老年人往往患有骨质疏松症,跌倒时极易发生骨折,若处理不当,可导致其丧失活动能力,甚至出现多种并发症,最终夺去老人生命。老年人跌倒因素主要可以分为三类:第一类是生理机能减退;第二类是药物相关不良反应;第三类是高龄且有跌倒史的女性。跌倒高危人群包括:年龄超过 65 岁;一年内有跌倒病史;绝经后女性;步态不稳,肢体功能障碍者;意识、睡眠障碍者;贫血、直立性低血压者;使用精神类药物、镇静药物、心血管药物者;有抑郁、焦虑、情绪不佳等不良心理因素者;体弱缺少照顾者。

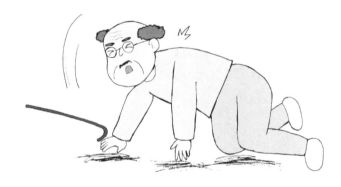

老年人预防跌倒需增强健康意识,养成良好的行为习惯,积极进行科学运动锻炼,消除环境中的跌倒因素,适当使用辅助工具,其中运动锻炼能增强平衡能力和柔韧性,对于老年人非常重要。预约老年人跌倒,注意以下五点:

(1)保持运动锻炼。运动锻炼应该作为保持一生的好习惯,有助降低老年人跌倒及骨折风险。老年人应在身体条件允许的情况下坚持运动锻炼,减少久坐。优先选择如游泳、太极、瑜伽等增强平衡性和有利于增加肌力的运动,也可与物理治疗师一起制定完善的个性化运动计划。运动强度采取循序渐进的方式,最开始时每天进行 5~10 分钟,然后每周增加 5 分钟,直到可持续运动 30 分钟,且每次运动前后应有 5~10 分钟的运动暖身及休息拉伸。

(2)养成良好行为习惯。学习防跌倒知识,养成良好行为习惯,有助于预防老年人跌倒。如穿合身的衣物、防滑的平跟鞋;变换体位时动作不宜过快;行走前先站稳,再起步,放慢动作;尽量避免走过陡的楼梯、坡道;避免去人流密集和地面湿滑的场所；下蹲时腰背要挺直；不做重体力活动，不举提重物。

（3）调整保健措施。有基础疾病患者应合理用药，预防因药物引起的跌倒发生。老年人尤其是绝经后女性应适当补充钙剂和维生素 D。佩戴合适的眼镜，选用合适的拐杖，优先选择医疗器材手杖。可以选取助行器，有骨质疏松的老人可以根据情况使用髋关节保护器。

（4）重视居家适老化改造。家中是老年人跌倒发生最多的场所，老年人居家要改造成适老化环境，通常包括：门槛及地面在同一高度，行走无障碍；增设适合有扶手的换鞋凳；在楼梯、淋浴区和坐便器附近等地方安置扶手；将易湿滑的地面更换成防滑材料；地毯要固定好，使用不会滑动的地毯，不要使用太厚的地毯及止滑垫，以免绊脚；卫生间内要保持足够的光线，选用安全的洗澡椅，避免在地面布置线材或插线板等。

（5）高危人群注意陪护。家属应时刻关注易发生跌倒的家庭成员，避免独自行动，避免出入不安全的场所，随时保持联系。有条件可以让老人佩戴智能穿戴设备，进行摔倒监测；设置智能家居系统，实时监测老人行动状态等。

第八章　生殖系统疾病

▶ **1. 宫颈癌前病变需要怎么治疗？**

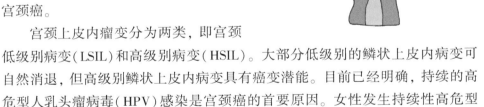

宫颈癌前病变只是一个常用的笼统的名称，专业上称为"宫颈上皮内瘤变"，顾名思义，就是在进展为宫颈癌之前的宫颈病变。宫颈上皮内瘤变不等于宫颈癌。

宫颈上皮内瘤变分为两类，即宫颈低级别病变（LSIL）和高级别病变（HSIL）。大部分低级别的鳞状上皮内病变可自然消退，但高级别鳞状上皮内病变具有癌变潜能。目前已经明确，持续的高危型人乳头瘤病毒（HPV）感染是宫颈癌的首要原因。女性发生持续性高危型HPV感染后首先会发生宫颈癌前病变，如果病变进一步进展就发展为宫颈癌。

很多人认为宫颈病变就是很严重的问题，需要切除子宫，甚至需要做放疗或化疗，其实不是如此。宫颈低级别病变与宫颈高级别病变的治疗不同：①宫颈低级别病变大部分可以自然消退，因此对于低级别病变患者主要是观察随访，半年复查宫颈细胞学涂片、HPV，必要时需要再行阴道镜检查及宫颈活检；②宫颈高级别病变可以行宫颈环形电切术（LEEP）或宫颈锥切术，对于没有生育要求的患者也可以行子宫全切术。宫颈癌前病变并没那么可怕，定期行妇科检查，早期发现、及时治疗能达到满意的治疗效果。

▶ 2. 怎样远离"红颜杀手"宫颈癌?

宫颈癌是发生于宫颈部上皮组织的恶性肿瘤。多发生于40~50岁女性,发病率呈逐年上升趋势,严重危害女性健康。其临床特点为阴道异常排液、排血,严重时可累及周围组织和器官,诱发营养不良,引起器官衰竭等全身性病症。宫颈癌是妇科最常见的恶性肿瘤之一,我国每年约有3万女性死于宫颈癌,堪称"红颜杀手"。

预防宫颈癌的发生,需注意以下几个方面:

(1)树立自我保护意识。安全性行为,正确使用避孕套,避免性传播疾病发生;提倡健康生活方式,积极锻炼,合理膳食,戒烟戒酒,注意调整心态,能有效预防宫颈癌的发生。

(2)接种HPV疫苗。预防宫颈癌最有效的方法是在性生活开始前接种HPV疫苗。9~45周岁女性均可接种HPV疫苗,在此年龄段越早接种保护效果越好,其中9~15周岁女性是重点人群。

(3)定期宫颈癌筛查。25~64周岁女性应定期接受宫颈癌筛查,并在发现癌前病变时及时治疗,可以阻断病情向宫颈癌发展。适龄妇女每3~5年进行一次宫颈癌筛查。无论是否接种HPV疫苗,均需定期接受宫颈癌筛查。

▶ 3. 打了HPV疫苗是不是不会得宫颈癌?

宫颈癌与高危型人乳头瘤病毒(HPV病毒)感染密切相关,接种HPV疫苗能从源头阻止HPV病毒感染,预防宫颈癌。但疫苗接种后也不是100%保护率,二价、四价疫苗只能预防与宫颈癌最相关的HPV病毒16/18型,对宫颈癌的保护率只有70%,九价疫苗虽涵盖9种HPV高危亚型,但其保护率也只能达到90%,无法覆盖所有的HPV型别。因此,即使接种了HPV疫苗也需要定期做宫颈防癌筛查和HPV检测。

虽然高危型HPV病毒感染是导致宫颈癌的主要病因,但并不是感染了HPV就一定会得宫颈癌。因为HPV有200多种亚型,并不是所有亚型都会引起宫颈癌。目前发现引起宫颈癌的高危型有15种,其中16、18型是引起宫颈癌风险最高的亚型。其次,HPV是一种病毒,在正常情况下,一般人在半年左右的时间都会完成自我清除。但是有一些人无法完成自我清除，如免疫力低下者就可能转为持续性感染。高危型 HPV 病毒的持续感染，一般两年以上才是宫颈癌的高危因素。宫颈从发生癌前病变到变成宫颈癌往往需要数年甚至十几年时间，发现 HPV 感染后，需要定期进行宫颈癌筛查和 HPV 检测，及时防止疾病进展。

▶ 4. 子宫肌瘤，留还是不留？

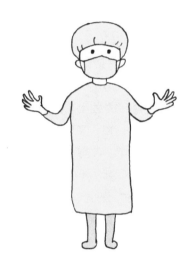

子宫肌瘤是女性常见的生殖器官良性肿瘤，主要是子宫平滑肌增生所致。早期症状不明显，有部分患者存在月经量增多、月经期延长、慢性贫血等症状。常见于 30～50 岁妇女，目前我国女性子宫肌瘤患病率高达 30%，且有逐年上升的趋势。子宫肌瘤名字带"瘤"，感觉很可怕，其实不用担心，大部分子宫肌瘤都是良性的，很少发生恶变和转移。至于是留还是不留，需要根据具体情况决定。

以下情况可以留：若子宫肌瘤比较小，直径<4 厘米，且没什么临床症状，一般不需要治疗，定期 3～6 个月复查即可。

以下情况建议不留，尽早治疗：①子宫肌瘤合并不孕或备孕时子宫肌瘤直径≥4 厘米。向医师咨询对生育的影响，考虑肌瘤剔除或其他保留子宫的治疗方式。②子宫肌瘤导致月经量过多或异常子宫出血，甚至贫血；出现了压迫膀胱、直肠等邻近器官的相关症状，如排尿排便异常、盆腔疼痛等。如果这些症状通过药物治疗不能改善，需考虑手术切除。③女性绝经后，在未进行激素补充治疗的情况下，子宫肌瘤未缩小，甚至继续增大。超声、磁共振检查显示血液供应丰富，甚至有明显恶变的可能，需要手术治疗。④在复查、随访的过程中，发现肌瘤有恶变可能，需要手术治疗。⑤肌瘤蒂扭转引起急性腹痛，需要手术治疗。

▶ 5. 如何判断卵巢功能衰退?

卵巢作为女性很重要的内分泌腺体之一,位于女性体内下腹腔子宫的两侧,具有内分泌功能(分泌雌孕激素等)、生殖功能(月经、排卵、维持正常受孕等),可以说与女性一生的健康息息相关。女性在卵巢功能衰退后,出现月经紊乱、稀发或闭经,以及焦虑抑郁、潮热出汗,甚至失眠多梦,导致患者的生活质量下降。卵巢功能的评价指标主要有年龄、内分泌激素水平、超声检查结果和刺激试验结果等。

(1)年龄。年龄是判断卵巢功能的最重要指标。随着年龄的增长,卵母细胞数量和质量都下降,卵巢储备功能下降。

(2)内分泌激素水平。内分泌激素测定指标主要有血清抗米勒管激素(AMH)、性激素、抑制素 B 等。促卵泡激素(FSH)水平升高、抑制素 B 分泌减少、AMH 水平降低是卵巢功能衰退比较可靠的内分泌指标。

(3)超声检查结果。超声检查无创且较准确,卵巢大小、窦卵泡数、卵巢间质血流等均可在一定程度上反映卵巢功能,其中窦卵泡数较为可靠,如果窦卵泡数<7 个,预示着卵巢功能的衰退。

(4)刺激试验结果。包括氯米芬兴奋试验、外源性 FSH 刺激试验、促性腺激素释放激素刺激试验等。

▶ 6. 如何降低患卵巢癌的风险?

卵巢癌是指生长在卵巢上的恶性肿瘤,是临床上常见的复杂性疾病,严重威胁着女性的健康,远期生存率低,其死亡率高居妇科恶性肿瘤之首。因发病部位隐匿,早期难以发现,确诊时通常已处于中晚期。女性应重视卵巢癌的预防,通过以下方法可以降低卵巢癌的患病风险:

(1)适龄生育。未生育过或生育时间晚于 30 岁的女性,患卵巢癌的危险会增加;母乳喂养可降低卵巢癌的发病风险。

(2)科学使用避孕药。口服复方短效避孕药可以降低卵巢癌的发病率。

(3)形成良好的生活习惯。加强锻炼,健康饮食,保证睡眠,及时调整生活压力,减少不良因素影响等。

（4）定期体检与基因检测。建议 25 岁之后的女性每年定期做一次妇科检查。对于有家族史等高风险人群建议做相关的基因检测，明确患病风险，做到及时干预。

（5）及时治疗。当出现月经紊乱、绝经后阴道不规则出血、下肢及外阴部水肿、腹部凸起或腰围变粗、不明原因消瘦等应立即到医院检查，争取治疗时间。

▶ 7. 月经量减少的原因有哪些？

月经是在激素调控下子宫内膜发生周期性的剥脱出血。月经周期为 21~35 天，平均 28 天；经期为 2~8 天，平均 4~6 天；经色为暗红，初时较浅，量多时较鲜，将净时渐淡，无血块。月经量为一次月经的总失血量，正常的月经出血量为 5~60 毫升，5 毫升的量相当于一个矿泉水瓶盖的容量，真正意义上的月经过少指的是少于 5 毫升的月经量。

每位女性的月经量都是不同的，有明显的个体差异，如果出现比既往月经量明显减少的情况，则应查找原因：①卵巢功能或甲状腺功能异常是导致月经量变少最常见的内分泌原因；②进行过宫腔操作，如人工流产、上环取环术后出现月经量减少，则要考虑宫腔粘连的可能；③情绪的影响、过度减肥节食，也会导致月经量少，甚至闭经。

▶ 8. 女性生殖健康的关注点在哪？

生殖健康，对于女性而言其重要性不言而喻。女性生殖健康的关注点主要在于卵巢的养护、生殖道的定期检查以及生殖道感染的预防。

（1）卵巢的养护。应注意保持规律的作息和愉悦的心情，早睡早起，适当运动，保持体重于正常水平，在短期内不骤增或骤减。

（2）生殖道的定期检查。应注意月经是否规律，有无腹痛及异常的阴道分泌物等，凡成年有性生活女性都应定期到医院做妇科检查，排除妇科相关疾病，发现异常情况早作诊断和治疗。

（3）生殖道感染的预防。女性应注意私处卫生，保持干燥清洁，勤更换内裤，避免多个性伴侣及不洁性生活。外阴瘙痒或分泌物异味、颜色异常等应及时去医院就诊。

▶ 9. 如何保持正常的阴道清洁度？

　　阴道清洁度用于评判阴道内环境是否正常。正常阴道内有 20 余种需氧菌和厌氧菌，其中属厌氧菌类的乳酸杆菌占绝对优势，正常生理状态下占了阴道内所有微生物的 97%。乳酸杆菌产生大量乳酸，发挥阴道的"自净作用"，可以维持阴道的酸性环境，抑制病原体的生长。如果因某些原因导致乳酸杆菌减少，改变了阴道内的菌群比例，致病菌就容易趁虚而入引起阴道疾病，这时候，阴道清洁度就会出现问题。

　　阴道清洁度是根据显微镜下观察乳杆菌、杂菌、阴道上皮细胞、脓细胞的数量判断的，分为 Ⅰ 度、Ⅱ 度、Ⅲ 度、Ⅳ 度，其中清洁度 Ⅰ～Ⅱ 度是正常的；Ⅲ～Ⅳ 度是异常的，异常大多数情况下是感染引起的。对于健康的女性来说，保持正常的阴道清洁度，预防更重要，日常需注意以下几点：

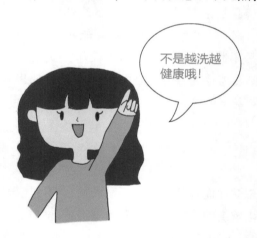

　　（1）积极治疗原发病。积极治疗阴道以外的致病因素，如有子宫内膜炎、输卵管积液等要积极治疗。遵医嘱规范使用抗生素，不要滥用抗生素。

　　（2）尽量不要灌洗阴道。阴道灌洗会破坏阴道的正常菌群，导致阴道抵抗力下降，造成阴道反复感染。

　　（3）注意个人卫生。造成阴道清洁度异常往往是性生活污染带来的，应适当控制性交次数；注意公共马桶、个人用具不要混用，避免间接感染；女性少使用不透气的护垫，坚持每天更换内裤，保持外阴的清洁、干燥。

（4）保持健康的生活方式。避免过度劳累，防止身体抵抗力下降，从而维护良好的阴道生态环境。

▶ 10. 更年期是否可以使用激素治疗？

围绝经期综合征，也就是俗称的"更年期"，是指女性从性腺功能开始衰退至完全消失的一个转变时期，其本质是卵巢功能的衰退。在此期间，由于性激素减少导致一系列神经、代谢、心理症候群，被称为"更年期综合征"。通常女性更年期出现在 40～60 岁，短则 1～2 年，多则 8～10 年，是女性必经的生理过程。

由于体质、产育、疾病、营养、社会环境等不同，每位女性在更年期这个阶段的表现各不相同，一部分女性不能很好地调节，而出现绝经前后症状。在绝经早期使用适量的性激素补充，不仅可以有效缓解绝经相关的症状，还可以保护神经与心血管系统，降低认知功能下降和骨质疏松的风险。

如果出现了这几种症状，经专业医师评估，排除禁忌后，建议选择最合适的激素进行治疗。①绝经相关症状。月经紊乱、潮热、盗汗、失眠、疲倦、容易激动、烦躁、焦虑、紧张或情绪低落等；②泌尿生殖道萎缩的相关症状。阴道干涩、性交痛、反复发作的阴道炎、反复泌尿系统感染等；③骨质疏松症。包括有骨质疏松症的危险因素及绝经后骨质疏松症。

更年期激素补充虽然有很多好处，但并不是所有人皆宜，具有以下情况的患者禁止使用：①乳腺癌或其他性激素依赖性恶性肿瘤；②妊娠或不明原因阴道出血；③6 个月内发生血栓栓塞疾病；④严重肝肾功能障碍；⑤血卟啉病、耳硬化症等。

激素替代治疗启动有"窗口期"，建议 60 岁以内、绝经 10 年以内启动。使用激素治疗需要每年做一次全身体检，专业医师会进行风险和获益的评估。

▶ 11. 什么是产前诊断？有哪些适应证？

产前诊断又叫做宫内诊断或出生前诊断，是预防出生缺陷的重要方法之一。产前诊断的方法是综合性的，首先采用超声、磁共振等观察胎儿的外观、结构有没有畸形，然后通过一些侵入性操作，如绒毛穿刺取样、羊水穿刺或脐血管穿刺来获得绒毛或胎儿细胞，检查胎儿的染色体和基因是否存在问题。其中羊水穿刺和脐血管穿刺是目前临床应用比较多的两种方法。

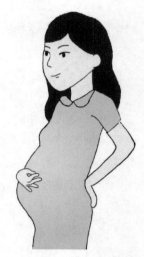

产前诊断的对象是存在可疑出生缺陷的胎儿。如果存在以下几种情况需进行产前诊断：①羊水过多或者过少；②筛查发现染色体核型异常的高危人群、可疑结构畸形或胎儿发育异常；③妊娠早期接触了可能导致胎儿先天缺陷的物质；④夫妇双方患有先天性疾病或遗传性疾病，或有遗传病家族史；⑤以前分娩过先天性严重缺陷婴儿；⑥高龄孕妇，即年龄达到或超过35周岁者。

虽然产前诊断有胎儿死亡、胎儿损伤、出血、感染、羊水泄漏、早产等并发症，但如果孕妇有可能生出有缺陷的小孩，那么进行产前诊断是必要的，与并发症相比，是权衡利弊的结果。因为一个有缺陷的小孩，尤其是染色体或基因异常的小孩对家庭以及社会都是沉重的负担，因此，还是应该遵照医嘱进行产前诊断。

▶ 12. 引起不孕不育的因素有哪些?

人们因饮食、作息、工作方式、生活压力等诸多因素的影响，导致生殖质量下降，已成为不可忽视的大问题。无避孕性生活至少12个月而未孕，女性称为不孕症，男性则为不育症。既往从未有过妊娠史为原发不孕，既往有过妊娠史为继发不孕。不孕不育症就诊时需要夫妻双方同时接受诊断检查，这样可排查原因并确定治疗的重点应放在哪一方，或双方都需同时治疗。引起不孕的原因主要有女方因素、男方因素及不明原因等。

（1）女方因素。一类是盆腔因素，如输卵管病变、子宫内膜异位症、黏膜下子宫肌瘤、子宫内膜息肉、盆腔粘连，盆腔手术引起输卵管梗阻、粘连及先天性的子宫和输卵管发育异常等；另一类是各种原因引起的女性排卵障碍，如多囊卵巢综合征、垂体瘤引起的闭经、人体内下丘脑-垂体-卵巢内分泌轴的紊乱而出现排卵障碍等。

（2）男方因素。一类是性功能障碍，包括勃起功能障碍、不射精、逆行射

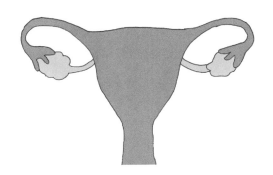

精等；另一类是精液异常，包括弱精、少精、无精症等。

（3）不明原因。通过目前检查手段并没有发现两个人明确的不孕因素，称之为不明原因不孕，这部分人数比率比较低。

▶ 13. 试管婴儿是怎么回事？

试管婴儿的学名是体外受精-胚胎移植技术，是一种辅助生育技术。在这一技术上衍生的还有卵泡浆内单精子显微注射，就是常说的二代试管。近年来迅速发展起来的辅助生育技术使许多不孕不育夫妇实现"好孕梦"。

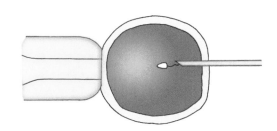

"试管婴儿"主要的治疗步骤包括：将不孕症夫妇男方精子和女方卵子取出，在体外受精，培养形成胚胎，再将胚胎在合适的时间和条件下移植到女方的子宫里，通常是在受精后第3天和第5天移植胚胎，这个过程就是试管婴儿技术。可见"试管婴儿"并不是在试管里长大的婴儿，而只是受精、形成胚胎这个过程在体外进行。

以下任意一个因素者均可以通过试管婴儿技术来获得妊娠的可能：①女方因输卵管梗阻、盆腔粘连、子宫内膜异位症等因素导致精子和卵子无法相遇形成受精卵；②男方因有效的精子数量少，即使精子与卵子相遇仍无法自然受孕形成受精卵；③夫妻双方有一方有染色体异常或基因异常影响健康或生育，需对胚胎进行筛选；④卵巢功能减退，自然妊娠机会低，需要挽救生育功能。

▶ 14. 哪些因素影响试管婴儿的成功率？

试管婴儿并不是100%会成功，有人可能一次成功，有些人可能要几次才能成功。影响试管婴儿成功的因素有很多，主要有以下几个：

（1）年龄。随年龄渐长，卵子数量和质量下降，受精率下降，妊娠率明显降低，流产率增加。

（2）精子质量。精子质量对助孕结果的影响越来越受到重视，精子质量的好坏会影响胚胎质量，从而影响助孕成功率。

（3）移植胚胎的质量。一般认为优质胚胎的植入率会高于非优质胚胎。

（4）不孕的原因。如输卵管积水显著降低胚胎着床率，使妊娠率下降。多重的不孕原因与单一病因相比，可能会降低成功率。

（5）子宫异常。如子宫内膜炎、子宫内膜息肉及既往手术等导致子宫内膜损伤，都可以影响胚胎着床，导致失败。

▶ 15. 孕期如何"会饮食"？

孕妇在怀孕的每个阶段都需要丰富的营养，既要保证胎儿的生长需求，又要保证孕妇的营养摄入，但是营养过少、过剩都不利于孕妇和宝宝健康。在怀孕的不同阶段，胎儿由于发育的不同，需要的营养也各不相同。

孕早期（14周前）：孕妇常会出现恶心、呕吐等妊娠反应，尤以晨起时最为严重。这时的饮食要注意以下几点：

（1）饮食清淡、易消化。孕早期胎儿生长发育比较缓慢，所需的营养与孕前没有太大差别，以易消化、清淡的食物为主。

（2）少量多餐。根据孕妇的食欲和早孕反应的轻重随时调整吃饭的时间、饭量和种类,采取少量多餐的原则。

(3)补充碳水化合物。每天吃至少 130 克的碳水化合物,因为碳水化合物与胎儿早期脑发育有密切关系。130 克碳水化合物相当于 200 克的全麦粉或 180 克大米,可以用面包、馒头、饼干等不容易引起呕吐的干淀粉类食物代替。

(4)多摄入叶酸。因为叶酸缺乏可能会导致胎儿神经管畸形和早产的发生,所以从备孕开始就要多吃富含叶酸的食物,譬如动物肝脏、深绿色蔬菜及豆类,除此以外,还建议通过药物每天额外补充叶酸。

孕中晚期(14 周后):此时是胎儿发育迅速的时期,孕妇要补充足够的热能和营养素,才能满足自身以及胎儿迅速生长的需求。这时的饮食要注意以下几点:

(1)均衡饮食,食物多样化。主食要注意粗细搭配,可以用粗粮、杂粮代替部分精米精面,多吃深色蔬菜,适量地吃新鲜低糖水果。

(2)避免暴饮暴食。孕妇食欲增加,要注意避免暴饮暴食,过量进食。

(3)增加蛋白质摄入。孕中期即孕 14~28 周时每天吃 170 克左右优质蛋白质,孕晚期即孕 28 周后每天吃 250 克左右优质蛋白质,其中鱼类比畜禽类所含脂肪和能量少,所以体重增长过快的孕妇应多选择鱼类,尤其是深海鱼类,每周最好吃 2~3 次。

(4)增加钙的摄入。奶是钙最好的食物来源,建议每日奶的总摄入量达到 500 毫升,如果孕妇体重增长过快,可选用低脂奶。

(5)适当摄入铁。常吃含铁丰富的食物,如红肉、动物内脏或猪血等;适当增加碘的摄入,每周吃 1~2 次海带、紫菜等含碘丰富的海产品。

16. 孕期发热对胎儿和孕妇有哪些影响?

孕妇新陈代谢速率较快,体温一般比普通人高 0.3℃~0.5℃,因此,孕期体温升至 37.5℃以上才考虑为孕期发热。孕期发热,尤其是孕早期高烧,对胎儿甚至孕妇自身的影响不容忽视,一旦发热要及时就医。

孕期发热可能会对胎儿和孕妇的影响有以下几点:

(1)导致胎儿心脏和面部缺陷。有研究表明,妊娠早期特别是怀孕头 3 个月发高烧,极易导致胎儿心脏和面部缺陷,孕早期发高烧也是导致宝宝兔唇产生的关键因素。

（2）导致孩子出生后患自闭症风险增加。有数据表明，母亲孕期发热 1~2 次，孩子患自闭症风险增加 34%；母亲孕中期发热，孩子患病风险升高约 40%。

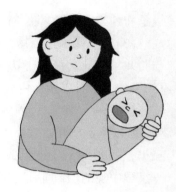

（3）导致孕妇患脑炎、败血症风险增加。孕期由细菌导致的感冒发热，如果长期拖延不治，很可能导致高烧不退，而高热又进一步导致脑炎、败血症等并发症。

▶ 17. 孕晚期有哪些不适？怎样改善？

孕妇整个妊娠阶段，孕晚期是最难熬的阶段，很多孕妇都会遇到各种不舒服，常见不适及改善方法如下：

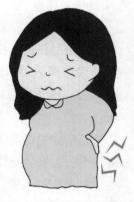

（1）腰酸背痛。怀孕期间，由于关节韧带松弛，子宫增大向前突出，母体的躯体重心改变，腰椎向前突，使得孕妇腰背部肌肉不得不长时间处于紧张状态，所以孕期容易腰酸背痛。改善方法：①孕期在医师的指导下定期运动，有助缓解肌肉紧张酸痛。②休息时可以在背部垫小枕头缓解，或者选用适合孕期使用的专用睡眠枕头，改变体位，放松肌肉。③严重者可以平躺休息，局部热敷，注意不要局部热敷腹部。也可以在医师的指导下，以背部按摩疗法进行治疗。④孕期穿较为舒适的平底鞋，不要穿高跟鞋，以免加重背部负担。如果突然出现腰部酸痛，且非常严重，需要及时就医。

（2）下肢水肿。主要是由于孕期水钠潴留、子宫压迫骨盆，致压力增高，下肢静脉回流受影响引起。如果局限在脚踝或者膝盖以下的下肢水肿为轻度的肿胀，一般可不处理，但需关注血压变化，警惕妊娠期高血压疾病的隐匿症状。改善方法：①饮食上少盐（每日摄入量小于 6 克）、少糖，清淡饮食，忌腌制类食物，增加优质蛋白质的摄入。②休息时抬高下肢按摩，缓解脚踝的水肿，孕期工作也要保证充足的休息。但如果水肿明显，如下肢、腹部出现水肿，应警惕妊娠期高血压疾病、肝脏和肾脏疾病等的发生，并及时告知产检医师，进行相关检查治疗。

（3）小腿抽筋疼痛。孕期小腿抽筋和缺钙、下肢水肿等有关，所以孕妇一定要及时补钙。从孕 16 周开始每天补钙量 1000 毫克，孕晚期可增加到 1200 毫克。推荐怀孕中晚期额外服用 600 毫克的钙片。补钙的量根据日常饮食摄入的钙进行调整。适量补钙不会导致胎盘钙化。此外每天按摩下肢可以缓解腿抽筋。

（4）耻骨疼痛。主要是妊娠晚期增大的子宫将耻骨间隙撑开更大，以及分泌增多的松弛素有松弛耻骨联合韧带的作用，耻骨发生分离，骨头被撑开，所以出现疼痛。如果是轻微疼痛，不影响日常工作和生活，就不需要做特殊治疗。改善方法：①晚上睡觉时，采用左侧卧的姿势，在两腿之间放孕妇枕以减缓疼痛；②早上翻身下床，移动脚和臀部时把腿并拢，再平行、缓慢地移动；③不要站太久，也不要坐太久，久站久坐都容易导致耻骨疼痛；在医师的指导下使用托腹带来帮助缓解。但如果疼痛难忍，需及时寻求医师的帮助和治疗。

（5）失眠。孕期增大的子宫向下压迫部分膀胱，向上压迫胃，向后压迫腰椎，所以孕妇很容易尿频、胃部不适和腰部酸痛。另外，孕晚期胎宝宝活跃增多，临近分娩，孕妇的神经更容易处于紧绷状态，这些都会导致孕妇不能很好地进入睡眠状态，导致失眠。改善方法：①晚餐进食易消化食物；②洗热水澡或睡前泡脚，按摩腿部，舒缓肌肉压力，放松身体；③睡前听助眠舒缓音乐，调整好心情入睡。

（6）便秘。孕期因为孕激素升高，肠蠕动和张力相应减弱，排空时间延长。此外，增大的子宫压迫到肠管，加之怀孕后活动量减少，导致孕期容易出现便秘。改善方法：①晨起喝一杯温水润肠，养成每天按时排便的习惯；②孕期适当活动，促进肠道蠕动；③多摄入纤维素含量高的新鲜蔬菜、水果、杂粮。如果便秘比较明显，也可以在医师指导下使用缓泻剂和乳果糖缓解，但不推荐长期用。忌用强力泻药，如硫酸镁；也不要灌肠，以免诱发流产和早产。

▶ 18. 无痛分娩有哪些优势？

无痛分娩主要指的是椎管内分娩镇痛，是在后腰处椎管内进行穿刺注入麻醉药品来起到镇痛的作用，这种方法能够大大降低产妇的分娩疼痛感，提高分娩成功率。现在我国分娩镇痛率仍然不足 20%，其重要原因之一是产妇们对于无痛分娩了解不够，产生很多不必要的担忧。

无痛分娩不是完全不痛，但可以将疼痛控制在可忍受的程度内。使用的药物安全性高，对胎儿无不良影响，也不影响哺乳。无痛分娩有以下几点优势：

（1）疼痛减轻。镇痛效果可以持续到分娩结束，能很大程度缓解产妇的疼痛和焦虑，使分娩更安全。

（2）产妇配合。因为疼痛可以忍受，产妇能主动配合分娩的全过程，有利于胎儿的顺利娩出；产程中可以有家属陪伴，在精神上获得了重要支持。

（3）舒适方便。产妇仍能保持清醒，可以正常活动、下地行走，正常进食饮水，使分娩过程更舒适。

（4）并发症少。减少剖宫产手术可能导致的问题，如避免腹部伤口感染、肠粘连、开腹手术副损伤等并发症的发生。

实行无痛分娩有其适应证和禁忌证，要在医师的评估下进行。

▶ 19. 怎样远离产后抑郁症？

产后抑郁症是指在产后 6 周内发生，以情感持续低落、易悲伤哭泣、担心多虑、睡眠困难、易激惹等为基本特征的一组精神障碍。可伴有性欲减退，与丈夫关系不和谐，对生活感到绝望，严重者有自杀或杀婴倾向，严重危害产妇的身心健康。年龄偏大、生理激素水平变化、经济状况、家庭关系是诱发产妇患产后抑郁症的主要因素。产后抑郁症有明显特征，相对其他抑郁症而言，可提前预防和干预。

（1）正确认识产后抑郁症。了解产后抑郁症的症状，正确面对。出现产后抑郁表现时，及时就医，避免抑郁加重带来无法挽回的后果。

（2）重视产褥期保健。家人是产妇最大的依靠，家人应主动承担部分抚养责任，丈夫及家人应一起完成孕期的生产及育儿课程，帮助产妇认同母亲角色，做好母乳喂养。聘请专业的月嫂带孩子，生产后尽可能多休息，为自己营造安静、舒适的休养环境。

（3）食物和音乐治疗。多吃富含钾离子、维生素 C、B 族维生素、鱼油及欧米伽-3 脂肪酸的食物，如瘦肉、深海鱼、鸡蛋、牛奶、谷类、坚果、芝麻、番茄、橙子、香蕉、木瓜等。每天适时听一些积极、舒缓的音乐，使产妇放松心情、身心愉悦。

（4）适当户外活动。运动可以转移注意力，对缓解产后抑郁情绪有非常重要的作用，建议产妇在身体允许的情况下，每天适当进行运动，如瑜伽等低强度的运动，保持一定的运动量，或者在家庭医师的指导下做产后康复锻炼。

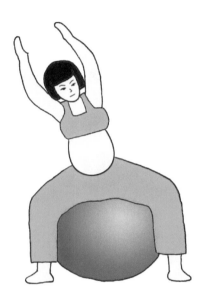

（5）简化生活。完美主义性格女性对产后当母亲期望过高，有时与现实不相符，遇到困难时不愿寻求帮助，无形中增加了心理压力。要学会简化生活，放弃完美思想，与家人和朋友分享你的感受，尽量宣泄抑郁情绪，乐观生活。

第九章　免疫系统疾病

▶ **1. 类风湿关节炎和风湿性关节炎是一回事吗?**

　　类风湿关节炎和风湿性关节炎不是一回事，是完全不同的两种疾病。类风湿关节炎和风湿性关节炎虽然都有关节肿胀、疼痛，但是，这两种疾病在概念、发病原因、发病症状、治疗及预后等方面都非常不一样。

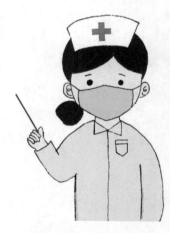

　　（1）概念及发病原因不同。类风湿关节炎是一种以关节滑膜炎为特征的慢性全身性自身免疫性疾病，发病原因并不是十分明确，主要发病原因可能与遗传因素、年龄、性别及环境等多种因素有关。而风湿性关节炎是一种常见的急性或慢性结缔组织炎症，主要与感染有关，多数是由链球菌感染引起的关节病变。

　　（2）发病症状不同。类风湿关节炎多数患者发病在中老年时期，年龄在 45 岁左右，女性多于男性，比例约为 3：1。最常见的症状是对称性的关节疼痛和肿胀，以手、足等小关节为主，多数处于"发作–缓解–发作–缓解"的状态，若不及时干预控制，则会持续加重。而风湿性关节炎最常见于青少年，没有明显的性别差异。常常表现为大关节处红、肿、热、痛，为游走性疼痛，不伴有晨僵。

　　（3）治疗与预后情况不同。类风湿关节炎病因尚未明确，目前无法根治，临床治疗以控制疾病进展、缓解症状、延缓关节损坏为主要目标。多数患者需要长期治疗，如果不规范治疗，可能会造成关节破坏和畸形，导致关节功能障碍。而风湿性关节炎大多数患者在使用抗生素治疗后关节的症状会随之好转，一般不会引起关节的损伤及畸形。

▶ **2. 得了类风湿关节炎，日常锻炼要注意哪些方面？**

当患者处于类风湿关节炎急性期时，关节肿痛、活动受限明显，应适当减少运动，以卧床休息为主，保持关节功能位。病情处于缓解期时，应当循序渐进逐步增加运动量，但需要注意以下几点：

（1）选择适宜的锻炼项目。类风湿关节炎患者适合做一些有氧、低损耗的运动，如游泳、散步、太极拳、八段锦等。同时，应避免高强度的运动，如羽毛球、网球、足球、举重等，因为这些运动可能会给关节带来一定的损伤，增加关节压力，加重关节磨损。

（2）制定个性化的锻炼模式。为了尽可能地保持关节的正常功能，患者应根据自身的情况制定合适的运动量、时长及频率，以锻炼后关节没有疼痛、身体疲乏感没有加重为宜，以免加重病情。

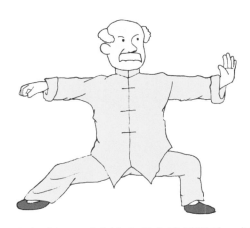

（3）把握合适的锻炼时机。不建议患者在清晨运动，尤其是伴有心血管疾病的患者。因为运动的时候，需要摄入大量氧气，清晨空气中的含氧量较低，而二氧化碳含量较高，不利于身体健康。此外，清晨起床时血液黏稠度高，肌肉和关节都处于一种松弛低下的状态，加之运动出汗、水分的消耗，易造成血管栓塞引发心肌梗死、中风，以及肌肉和关节的急性损伤。

▶ 3. 类风湿关节炎患者在关节保护方面应注意什么？

目前，我国的类风湿关节炎患者超过 500 万人，且每年有 40 余万人被确诊为类风湿关节炎。困扰患者的不仅有难以忍受的疼痛，还有不断进展的关节破坏。许多患者的关节发生了变形，甚至永久丧失了关节功能，成为"残疾人"。因此，不仅需要关注患者短期症状的改善，更需要重视对关节结构和功能的保护。患者在生活中应注意以下几点：

（1）注意关节保护。类风湿关节炎最常见的受损关节就是手关节，这些关节十分"脆弱"，用力不当时会产生剧烈疼痛，甚至可能会加快关节畸形的进程。因此，在生活中应当尽力避免使关节受力的动作，防止骨关节破坏。如避免长时间打字、写字；不使用一只手拿水杯，应用双手掌面合力端起水；拧开瓶盖时，用布或纸巾包住瓶盖，掌心握住瓶盖加压，用手臂带动手腕的力量，拧开瓶盖；沐浴时避免抓肥皂擦拭身体，可用沐浴液代替肥皂，浴巾两端缝上提手，套在手上擦拭身体等。

（2）减轻关节压力。在生活中，尽量用大关节代替小关节，双手代替单手操作；用便携的工具代替手提、手拿，如小推车等，减轻关节压力，节约能量。

（3）注意关节保暖。在寒冷季节以及晚上睡觉时，可以佩戴保暖手套，避免因关节受凉诱发关节僵硬和疼痛。

▶ 4. 类风湿关节炎患者在饮食方面应遵循什么原则？

类风湿关节炎是一种以累及手足小关节为主的慢性自身免疫性疾病。该疾病常与感染、环境、遗传等因素有关，病程长，易复发。有研究显示，不适当的饮食有可能诱发或加重患者的病情，因此，饮食的影响不容小觑。目前还没有针对类风湿关节炎患者的食谱，但是有研究表明，抗炎饮食——"地中海饮食"，可以改善患者病情，减轻关节疼痛，其优点是营养均衡。类风湿关节炎患者日常饮食需要把握以下原则：

（1）建议经常吃的食物：蔬菜、水果、坚果、豆类、全谷物、富含欧米伽-3 的鱼等。

（2）建议适量吃的食物：鸡蛋、奶制品、家禽肉类等。

（3）建议少吃的食物：红肉、甜点及红酒等。

（4）建议不要吃的食物：含糖饮料、精制谷物、调和油和其他加工程度高的食物。

▶ 5. 原发性痛风是怎么回事？

原发性痛风是因先天嘌呤代谢紊乱和（或）尿酸排泄减少而引起的一组疾病，它并不是一种单一的疾病，而是一种综合征。根据疾病的发展过程，常常分为 4 期，即高尿酸血症期、急性痛风性关节炎期、间歇期、慢性痛风性关节炎期及肾病期。

（1）临床表现。常常表现为高尿酸血症、反复发作的痛风性急性关节炎、特征性慢性关节炎、痛风石沉积和关节畸形等，甚至累及肾脏引起慢性间质性肾炎及肾尿酸结石形成。

（2）好发人群。40 岁以上的男性；体型偏胖或者不爱运动、喜欢肉食的人；应酬较多且脑力劳动频繁的人等。

（3）伴发疾病。常与中心性肥胖、高脂血症、糖尿病、高血压等代谢性疾病伴发，同为姊妹病。

建议常规进行血尿酸检测，这样可以及时发现高尿酸血症，对于早发现和早防治痛风具有十分重要的意义。虽然目前该病仍无法根治，但患者可通过健康的饮食方式、良好的生活习惯、控制体重、遵医嘱规范降尿酸等方法来预防和控制该病。

▶ 6. 痛风性关节炎患者应怎么吃？

痛风性关节炎是由于机体尿酸盐沉积在关节囊、滑囊、软骨、骨质和其他组织中而引起病损及炎性反应的一种代谢性疾病。该病好发于 40 岁以上的男性，典型表现为关节局部红肿热痛明显，常为刀割样痛或咬噬样痛。多见于姆趾的第一跖趾关节，也可能发生于其他关节处，尤其是踝部与足部等

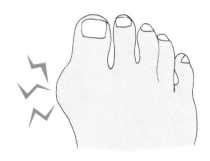

关节。痛风性关节炎是因为长期嘌呤代谢紊乱和（或）尿酸排泄减少、血尿酸增高引起的。饮食是痛风性关节炎患者外源性嘌呤和尿酸的主要来源，因此，对于痛风性关节炎患者，饮食的选择相当重要，应注意以下方面：

（1）保持理想体重。超重或者肥胖者均应根据自己的体重指数，适当减轻体重，但应遵循循序渐进的原则，否则容易导致酮症或痛风急性发作。

（2）优化饮食结构。①糖类有利于促进尿酸排出的作用，没有合并糖尿病的患者，可适当食用富含糖类的食物，如米饭、馒头、面食等；②按比例合理摄取蛋白质，即 1 千克体重应当摄取 0.8~1.0 克的蛋白质；③少吃脂肪，因为脂肪在一定程度上会影响尿酸的排出；④控制对盐的摄取，每日限制在 2~5 克。

（3）遵守嘌呤摄入原则。①嘌呤含量少或不含嘌呤的食品为上佳选择：精白米、玉米、精白面包、馒头、面条、通心粉、苏打饼干、卷心菜、胡萝卜、黄瓜、茄子、莴苣、南瓜、西红柿、土豆、蛋类、牛奶、嘌呤含量低的水果等；②低嘌呤食品可放心选择：芦笋、菜花、蘑菇、麦片、草鱼、鸡肉等；③中嘌呤食品需减少食用或尽量不食用：扁豆、鲤鱼、鲈鱼、梭鱼、鲭鱼、鳝鱼、贝壳类水产、熏火腿、鸭肉、鹅肉、鹌鹑及各种肉汤等；④高嘌呤食品不宜食用：动物内脏如胰脏、肝、肾、骨髓、大肠等，海鲜如龙虾、蟹、牡蛎等，酒类、富含果糖的饮料，特别是啤酒。

（4）保证饮水量。心脏、肾脏功能正常的患者，每日饮水量应为 2000~3000 毫升，以促进尿酸排出。

▶ 7. 强直性脊柱炎是怎么回事？

强直性脊柱炎是一种主要侵犯脊柱，并可不同程度地累及骶髂关节和周围关节的慢性进行性炎症性疾病，特点为腰、颈、胸段脊柱关节和韧带及骶髂关节的炎症和骨化，髋关节常常受累，其他周围关节也可出现炎症。该病病因不明，可能与遗传、环境因素等有关，患病后可出现脊柱畸形、关节强直、弯腰驼背，影响患者的生活质量。

（1）临床特点。强直性脊柱炎具有明显家族聚集倾向，青少年男性是强直性脊柱炎的高发人群，下腰背痛是最常见症状。大部分患者 40 岁以前发病，夜间疼痛明显，早晨起床时可能伴有背部僵硬感，活动后可以缓解。若病情控制较好，腰背疼痛和肢体活动会得到明显改善。当病情处于活动期时，腰背疼痛、晨僵、肢体关节肿痛等症状会随之加重，部分患者甚至会出现低热、乏力等系统症状。

（2）治疗方式。强直性脊柱炎虽然尚无根治方法，但如果能早期诊断及合理治疗，是可以通过药物控制症状并改善预后的。但对于疾病晚期的患者，当出现严重关节畸形和功能障碍等症状，甚至影响生命安全时，就需要进行外科手术治疗，以提高患者生活质量。

（3）日常保健。患者可以通过以下途径改善或缓解自身症状：如热水浴、温泉浴等，可促进放松背部肌肉、改善血液循环和关节活动；合理的功能锻炼可以延缓甚至改善脊柱关节畸形，如扩胸运动、瑜伽等；保持骨密度和强度，防止患者出现骨质疏松和肌肉萎缩等症状。

▶8.强直性脊柱炎患者日常生活中应注意哪些方面？

强直性脊柱炎在我国的发病率高达 0.3%～0.5%，患病人数超过 500 万，更重要的是，该病的患病人群更倾向于青壮年，很多患者并没有认识到该病的严重性，往往错过早期最佳治疗的机会。强直性脊柱炎患者在日常生活中，应当注意以下几个方面：

（1）保持正确的姿态。站立时，头应尽量保持中位、下颌微收、双肩放松；腹略内收，重心处于中间，避免偏移；坐位时，胸部保持直立状态、腰背挺直，尽量坐直角硬木椅，劳累时腰背紧贴在椅背上休息。

（2）选择适宜的睡眠方式。应平卧，不侧着、弓背睡觉，睡硬板床；建议不用枕头，若要使用枕头，一定是矮枕，一旦出现上胸或颈椎不适，则应立即停用枕头。

（3）减少剧烈活动。尽量避免或减少会引起持续性疼痛的体力活动，避免过度负重和剧烈运动。

（4）养成良好的饮食习惯。可以适当地多吃一些富含蛋白质和维生素的食物，保持均衡的营养摄入，应避免超重。最新研究发现，本病的发生可能与呼吸道、肠道等感染有关。所以患者在饮食方面要注意卫生，不喝生水，不吃不洁的食物，避免发生肠道感染。

（5）定期监测身高。身高测量是有利于早期发现脊柱侧弯简单可行的措施。尽管轻度至中度的脊柱侧弯并不会影响内脏功能或者其它身体功能，一旦发现侧弯苗头，患者应积极采取治疗措施，以免病情进一步发展。

（6）注意用眼卫生。因为强直性脊柱炎患者容易患虹膜睫状体炎及葡萄膜炎，因此，患者应做到不用手揉眼睛，避免长时间使用手机，不熬夜等，保护好眼睛。

（7）保持良好的心态。科学认识强直性脊柱炎，虽然是难治性疾病，病程中可能出现复发和缓解交替的症状，是长病程、长疗程的疾病，随着治疗手段的不断更新，疾病是可以控制的，患者要有战胜疾病的信心，积极地融入社会，正常地工作和学习。

▶ 9. 系统性红斑狼疮患者在皮肤防护上可采取哪些预防措施？

系统性红斑狼疮是一种自身免疫性疾病，该病可累及全身各个系统和器官。皮肤损害是系统性红斑狼疮患者常见症状之一，紫外线照射已被世界公认可诱发、加重皮肤受损。还需要特别提醒的是，患者应避免"光过敏"现象，暴晒、其他射线、持续人工光源（白炽灯）的照射都会使面部红斑加重及裸露在外的皮肤出现皮疹、灼伤及痒痛之感，甚至加重全身症状。

在日常生活中，系统性红斑狼疮患者可采取以下措施保护皮肤：

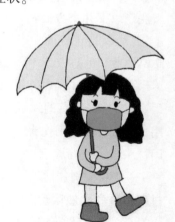

（1）加强物理防晒措施。外出时身着长袖长裤，配备遮阳伞、防护帽，特别是夏天最好不要光脚穿凉鞋。条件允许的情况下，窗户安装紫外线滤光片。

（2）避免阳光直射。尽量避免雪地、水面、沙滩反射的紫外线以及人造紫外光的直射。

（3）使用防晒霜。一般来说，建议选用防晒系数 SPF 比较高的防晒霜，尽量选用药妆厂家生产的防晒霜，以减少皮肤的不良副作用。同时加用抗氧化剂，如维生素 E 等；使用防晒霜时，在外出或晒前 20~30 分钟提前涂抹，2 小时后还需再次涂抹在暴露部位。

（4）避免使用化妆品。尽量不要使用化妆品，尤其是浓妆，尽量减少皮肤的化学刺激。

（5）合理饮食。避免大量食用芹菜、无花果、柠檬、烟熏制品、豆荚等可诱发或加重病情的食物；在日常饮食中应当遵循食用低脂、低盐、高优质蛋白、补充钙质的原则。

（6）遵医嘱用药。切勿自行停药或减药，否则极易导致病情复发。复诊时医师会对患者病情进行再次评估，并告知复查时间，如在复查之前患者出现病情变化或其他不适，应及时就诊。

▶ 10. 系统性红斑狼疮患者怀孕前后应注意什么？

育龄期青年女性是系统性红斑狼疮的主要受累人群，通俗地讲，就是处于生育高峰的这部分年轻女性容易患系统性红斑狼疮。由于妊娠期间机体激素水平波动，以及妊娠可能带来的应激反应等，均会导致病情复发、加重，给患者带来相当大的危险。另一方面，疾病本身就会增加流产、胎儿畸形、胎儿发育缓慢等风险。因此，临床医师一般建议计划怀孕的患者，应先控制病情至稳定至少半年，无重要脏器受累，并停用免疫抑制剂半年以上才可以怀孕。如果意外怀孕，但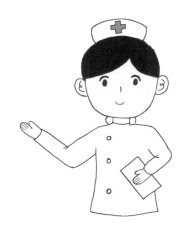正在使用的药物中含有甲氨蝶呤、来氟米特、沙利度胺等明确会导致畸形的药物，必须终止妊娠。为了母体和胎儿的共同安全，患者应当注意以下几点：

（1）孕前应当严格控制病情。患者在妊娠前半年到一年病情处于活动期；患有系统性红斑狼疮肾炎或系统性红斑狼疮肾炎既往史；抗双链脱氧核糖核酸抗体水平高，补体水平下降；抗磷脂抗体阳性；既往患心脏瓣膜病变、动静脉血栓史、神经系统病变等，以上情况都会增加患者在妊娠期间的风险。因此，患者一旦有怀孕的计划，应提前与风湿免疫科专科医师充分沟通，积极配合治疗，创造妊娠时机。

（2）孕期密切监测机体情况。在风湿免疫科和产科医师的共同指导下用药，以维持病情稳定；常规监测血压水平，尽早发现是否发生妊娠期并发症，如妊娠期高血压或子痫前期等；监测血糖、有无血尿、蛋白尿等；预防并识别妊娠期可能发生的其他症状。

（3）产后注意新生儿狼疮。母体存在抗体阳性，可以通过胎盘进入胎儿体内，可能会导致少部分新生儿出现系统性红斑狼疮，一般表现为皮疹、肝功能异常，甚至可能会导致心脏传导系统异常等。若不幸患病，家长应积极配合医师接受治疗。

▶ 11. 硬皮病患者日常生活中应注意什么？

硬皮病是一种以皮肤炎性、变性、增厚和纤维化，进而硬化和萎缩为特征的结缔组织病，可累及心、肺、肾和消化道等多器官系统。

在日常生活方面，硬皮病患者应当注意：

（1）遵医嘱用药。切不可自行加药、减药或停药，定期到正规医院进行复查。

（2）保持良好的心态。保持健康、乐观的心态，树立接受长期治疗的信心与决心。

（3）合理饮食。少食多餐，细嚼慢咽，应选择高热量、高蛋白、高维生素、清淡易消化的低盐饮食，适当地多食用一些新鲜水果和蔬菜。存在吞咽困难的患者应进食糊状易消化的饮食，避免噎食。

（4）忌吸烟。大量研究证实，烟中尼古丁、焦油等成分会对血管造成伤害。由于大多数硬皮病的患者都有雷诺现象，因此，吸烟会加重雷诺现象，还可加重肺纤维化，非常不利于病情的控制。

（5）适当运动。在病情允许的情况下，可适当进行锻炼，如吞咽功能训练、屈伸双臂、双肘、双膝、双踝等活动，维持正常的活动能力；同时可辅助进行按摩肢体等被动运动，避免关节僵硬和肌肉萎缩。

（6）减少外部刺激。注意避免冷热刺激和阳光的暴晒。①秋冬季节手脚可以使用棉手套、棉袜进行保护，选择柔软、保暖性强的棉质衣物，避免受凉；②经常修剪指甲，避免搔抓，以免引发感染，甚至创口经久不愈；③避免频繁洗澡，以免出现皮肤干燥的情况；④洗澡水温适宜，水温过低容易引起血管痉挛；水温过高容易导致组织充血水肿加重，从而影响血液循环。

▶ 12. 慢性荨麻疹是过敏吗？需不需要忌口？

荨麻疹俗称"风疙瘩"，是由各种因素导致皮肤、黏膜、血管发生暂时性炎性充血与组织内水肿而导致的，病程超过 6 周者称为慢性荨麻疹。慢性荨麻疹是一种比较常见的过敏性疾病，对生命安全影响较小，但是对个人的生活与工作往往会带来明显不便。

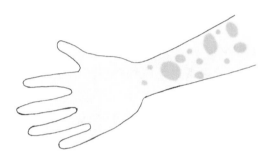

不同患者荨麻疹发病因素有所不同：①食物，鱼、虾、蟹、蛋类比较常见，某些香料调味品也有可能；②药物，如青霉素、磺胺类等；③感染，包括细菌、真菌、病毒和寄生虫感染；④动、植物因素，如昆虫叮咬或接触花粉、皮屑等。

慢性荨麻疹患者最好到医院检查过敏原，可疑致敏原应当尽量避免接触，尤其是食物、植物等。明确哪些东西会导致过敏，就可以针对病因治疗，只有脱离了过敏原，才有可能不再复发。

虽然某些食物容易导致过敏，但也不要盲目忌口，否则可能会破坏机体的免疫平衡，反而使疾病反复。因此，建议在日常生活中只忌食自己过敏的食物，限制饮酒，同时加强营养，多吃蔬菜水果，以增强体质，提高机体免疫力。

▶ 13. 怎么做才能减少银屑病复发？

银屑病，俗称"牛皮癣"，是一种慢性炎症性的皮肤疾病，具有反复发作、病程长的特点，有的患者甚至终生不愈。该病以青壮年为主要发病人群，临床以红斑、鳞屑为主，全身可发病，以头皮、四肢伸侧常见，病情一般在冬季加重。目前，该病无法完全根治，但通过以下方法可以适当减少复发：

（1）适当锻炼，增强体质。银屑病患者可以通过适合自己的运动方式，如跳绳、慢跑或球类运动等达到增强体质的效果，在一定程度上可以减少银屑病的复发。

（2）保持积极、乐观的心态。研究表明，精神因素与银屑病复发有关系，因此，治愈后的患者具备良好的精神状态显得至关重要。银屑病虽然无法完全治愈，也无法避免复发，患者也不必过于紧张和焦虑，应该抱着积极、乐观的心态，及时就诊接受治疗，避免病情进一步加重。

（3）养成良好的生活习惯。①尽量避免物理、化学性的损伤，如烫伤、烧伤等；②在饮食方面，要避免过于刺激的食物，如火锅、烧烤等；③减少熬夜，长时间的熬夜会导致机体免疫系统平衡紊乱，从而加重病情。

（4）遵医嘱治疗。部分患者为了能够早日将疾病治愈，常常使用一些"土方""偏方"进行治疗，可能短时间内这些方法有效，但是，使用没有经过现代医学验证过的药物和方法来治疗是万万不可取的，长期使用"土方""偏方"的副作用是不可估量的，最终的结局往往是不仅银屑病没有治好，反而导致内脏器官的损伤。因此，切记不可滥服药物，应接受正规的治疗，遵医嘱服药。

（5）参与慢病管理。银屑病作为一种复发性极强的慢性疾病，即便得到了有效的治疗，也不能掉以轻心，不要因为无心之举使其再度复发。因此，其治疗的关键是进行慢病管理。特别是有些患者属于季节性复发，一般建议在冬季来临之前到医院就诊，医师可采取预防性的治疗措施。另外，定期复诊，医师能充分了解疾病的进展，从而进一步制定更为适宜的治疗方案，在一定程度上可以减少银屑病的复发。

▶ 14. 不同年龄阶段的患者，特应性皮炎的症状有哪些特点？

特应性皮炎是一种具有遗传倾向的过敏反应性皮肤病，具有慢性、炎症性、瘙痒性的特点，70%的患者有过敏性鼻炎或哮喘等家族史。研究表明，寒冷刺激、阳光照射时间减少、衣物的摩擦等因素均可能成为特应性皮炎的诱发因素。其表现多种多样，可以发生在任何部位，一般对称性分布，伴有剧烈瘙痒。①急性发作时，主要表现为皮肤红斑、水肿、丘疹，甚至会出现水疱，并可能伴随糜烂、渗出等情况；②当病情处于较慢的进展周期时，主要表现为皮肤红肿，渗出减少，同时糜烂面也开始结痂、脱屑；③症状缓解时，主要表现为皮肤粗糙肥厚、出现像苔藓一样的皮肤改变，或伴随搔抓后引起的抓痕。

特应性皮炎在不同年龄阶段的患者中，其症状通常有所不同：

（1）婴儿时期症状。婴儿期的特异性皮炎也称婴儿湿疹，以急性湿疹表现为主，常于出生后两个月内发生。初次发作皮损大多分布在脸颊并伴有红斑且瘙痒，随着病情发展，红斑上可能出现丘疹和丘疱疹，皮损密集，呈多样性，抓挠后会出现糜烂、渗出及结痂，可逐渐蔓延至四肢、手腕、脚踝、头皮等。

（2）儿童时期症状。以亚急性、慢性皮损为主，与婴儿期相比，皮损更为局限，多发生于肘窝、腘窝，有时也可能出现在面颈部，皮疹干燥、肥厚，有苔藓样改变，伴随有剧烈瘙痒，通常形成"瘙痒-搔抓-瘙痒"的循环状态。

（3）青少年、成年时期症状。皮损与儿童时期的表现较为类似，也以亚急性、慢性皮损为主，一般累及肘窝、腘窝，也可能出现在面颈部和手足处，但部分人群可能会出现剧烈瘙痒，抓挠时可能出现血痂和鳞屑，有时会出现色素沉着。

（4）老年时期症状。一般情况皮下疹比较严重且泛发，可能会累及至全身，甚至影响患者正常的睡眠和饮食，导致生活质量下降。

▶ 15. 孩子患了小儿特应性皮炎，家长应注意什么？

特应性皮炎是慢性皮肤病，具有炎症性、易复发等特点，多数患儿主要是由于婴儿湿疹反复发作迁延而形成的。尘螨和灰尘是常见的过敏原，同时也是小儿特异性皮炎恶化的重要因素。因此，建议患儿家长注意以下几点：

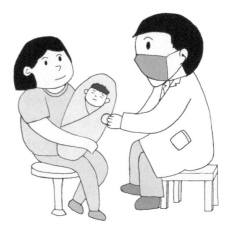

（1）环境要求。①室内湿度不宜过高；②寝具、家具装饰等尽量避免对皮肤刺激的因素；家中尽量不要使用地毯，家具选用皮质、木质的，减少灰尘；③远离绒毛玩具、宠物、二手烟；④避免清洁剂、洗衣粉、洗洁精、消毒水等与患儿皮肤直接接触；⑤开窗通风，保持空气流通，不要在居室内吸烟。

（2）衣物要求。①选择衣物方面，尽量选择宽松、柔软的棉质衣物；②不要接触尼龙、羊毛、牛仔布等人造或粗糙纤维。

（3）补水要求。皮肤水分补充是小儿特应性皮炎治疗的关键。①洗澡时，使用的水温为33℃~40℃，微温的水冲刷油分的力量强，越快洗完越好；②使用温和的沐浴露，避免使用毛巾、刷子或海绵搓洗皮肤；③洗澡后常规涂抹保湿性强的乳液或乳霜，锁住水分，但应避免使用绵羊油或绵羊乳液，因为羊毛脂本身可能引起过敏；④每天补充保湿性产品至少3次，以保证皮肤长期处于湿润状态。

▶ 16. 干燥综合征患者日常生活中应注意哪些事项?

干燥综合征是一种全身慢性炎症性自身免疫疾病，主要侵犯唾液腺、泪腺、汗腺等，以口干、眼干为主要症状，30~50岁中年人为好发人群，女性大约占90%，该病起病缓慢，容易被患者忽视。由于尚无根治方法，主要以改善症状、控制疾病发展为治疗目的，因此，做好日常保健显得尤为重要。

（1）劳逸结合。尤其是在疾病活动期，患者要适当休息，保证充足的睡眠。

（2）保持眼部清洁。由于泪腺发生病变，泪腺分泌减少，患者时常会出现眼睛干涩疼痛、畏光、异物感等症状，切忌使用不洁净的手或手帕揉擦眼睛。

（3）注意皮肤保护。患者如果皮肤过于干燥，则应加强滋润，如在洗澡洁面后，使用润肤露涂抹皮肤，降低皮肤敏感性，锁住皮肤水分；另一方面，不要频繁洗澡，洗澡时间不宜过长，同时需要控制水温，这样可以减少对皮肤表面油脂层的损害。

（4）保持口腔卫生。①唾液分泌过少容易引发龋齿、口腔感染等，因此，平时须定期刺激唾液腺分泌，如嚼口香糖；②定期进行口腔检查，预防或及时发现口腔感染，有龋齿者要及时修补；③每天早晚至少刷牙2次，选用软毛牙刷为宜，饭后及时漱口。

（5）合理饮食结构。①建议食用甘凉、滋润、生津类食物，如银耳、莲子、百合、绿豆、莲藕、猪肉、鸭肉等；②尽量少吃温燥类食物，如韭菜、辣椒、羊肉、狗肉等；③尽量不吃祛湿类食物，如木瓜、冬瓜等。

（6）忌吸烟、饮酒。烟酒均是刺激性较大的食物，会加重口咽干燥的现象，忌烟酒能降低对口腔的伤害。

（7）多饮水。患者缺少唾液，口腔长期处于干涩的状态，容易引发口腔疾病。心脏和肾脏功能正常的患者可以多喝水，做到分次少量补充唾液，不仅可以保护口腔，还能促进杀菌作用。

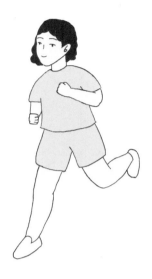

（8）加强身体锻炼。进行舒缓的运动可以提高机体的免疫力，如太极拳、慢跑、散步等，但锻炼的强度和时长应适宜，不要剧烈运动。

（9）保持良好情绪。虽然干燥综合征目前无法治愈，但通过坚持规范治疗，是可以达到控制疾病进展、提高生活质量的目的。患者应有与疾病良好共存的积极心态，保持乐观的情绪，这对人体免疫调节功能有好处，能促进疾病康复。

▶ 17. 冷热交替季节带状疱疹高发，应如何预防？

带状疱疹是由水痘-带状疱疹病毒引起的感染性疾病，临床表现为皮肤成群的簇状水疱，沿单侧周围神经呈带状分布，因皮损分布像长条带，故名"带状疱疹"，俗称"缠腰龙""生蛇"等。50岁以上人群、慢性病患者、免疫功能低下人群均为带状疱疹的易感人群。人类对水痘-带状疱疹病毒普遍易感，初次感染时，一般在婴幼儿时期，可能会出水痘或没有症状。当水痘痊愈后，残余的病毒会在神经节内长期潜伏，在高龄、慢性疾病、免疫缺陷或长期劳累、压力大等因素的影响下，人体免疫力下降，体内的病毒可能被再次激活，大量复制，从而诱发带状疱疹。尤其是在冷热交替的季节带状疱疹高发。这主要是因忽冷忽热的气温变化使得机体调整失去了平衡，机体抵抗力下降，同时季节交替时病毒活跃，易引发该病。

皮损和疼痛是带状疱疹的典型症状。皮损可发生在身体的任何部位，如头面部、颈部、胸背部、腰部、四肢，多发在身体一侧，一般不超过正中线。疼痛是潜伏在神经节内的病毒被激活复制时，受累神经元发生炎症、出血甚至坏死导致的神经痛，持续数月甚至更长时间，可能是间歇性或持续性地刀割样、撕裂样、电击样疼痛或深度烧灼痛，严重影响患者的日常生活。此外，患者还可能出现睡眠障碍、焦虑、抑郁等情况。预防带状疱疹，应当做好以下几点：

（1）注意日常起居。①可采取"按照气温高低增减衣服"等来预防感冒，增强免疫力；②科学饮食，多吃蔬菜、水果以及富含蛋白质的食物；③注意个人及居住环境的卫生，避免滋生细菌；④保持良好的睡眠、平和的心态，做到劳逸结合。

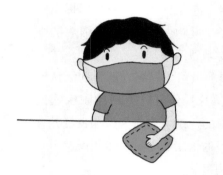

（2）接种疫苗。目前，疫苗被公认是最有效的预防该病的措施。目前，我国已上市了重组带状疱疹疫苗，主要用于 50 岁及以上人群接种，其保护效力达 90% 以上，一般的社区卫生服务中心均可完成接种。

参考文献

[1]葛均波，徐永健，王辰.内科学[M].第9版.北京：人民卫生出版社，2018.

[2]陈孝平，汪建平，赵继宗.外科学[M].北京：人民卫生出版社，2019.

[3]贾建平，陈生弟.神经病学[M].北京：人民卫生出版社，2018.

[4]马兴銘，陈煜.健康管理学[M].成都：西南交通大学出版社，2021.

[5]王陇德.健康管理师基础知识[M].北京：人民卫生出版社，2019.

[6]钟南山.全民健康十万个为什么[M].北京：北京出版社，2016.

[7]陈谊月，谢希，张湘彦.类风湿关节炎患者身心保健[M].长沙：中南大学出版社，2022.

[8]曾小峰，李梦涛，田新平，等.系统性红斑狼疮患者教育手册[M].沈阳：辽宁科学技术
出版社，2022.

[9]江丹，宋卉.慢性非传染性疾病健康管理[M].北京：中国轻工业出版社，2022.

[10]郭媛，何晓俐，饶莉."漫"话科学就诊[M].成都：四川科学技术出版社，2021.

[11]中国抗癌协会妇科肿瘤专业委员会.卵巢恶性肿瘤诊断与治疗指南（2021年版）[J].中
国癌症杂志，2021，31(6)：490-500.

[12]中华医学会糖尿病学分会.中国2型糖尿病防治指南（2020年版）[J].中华糖尿病杂
志，2021，13(4)：315-409.

[13]中华医学会骨质疏松和骨矿盐疾病分会.原发性骨质疏松症诊疗指南（2022版）[J].中
华骨质疏松和骨矿盐疾病杂志，2022，15(6)：573-611.

[14]国家癌症中心中国结直肠癌筛查与早诊早治指南制定专家组.中国结直肠癌筛查与早
诊早治指南（2020，北京）[J].中国肿瘤，2021，30(01)：1-28.

[15]中华中医药学会脾胃病分会.消化系统常见病急慢性胆囊炎、胆石症中医诊疗指南（基
层医生版）[J].中华中医药杂志，2020，35(02)：793-800.

［16］汪忠镐，吴继敏，胡志伟，等.中国胃食管反流病多学科诊疗共识［J］.中国医学前沿杂志，2019，11（09）：30-56.

［17］WCRF/AIRC. Diet，nutrition，physical activity and cancer：a global perspective：a summary of the Third Expert Report［M］. London：World Cancer Research Fund International，2018.

［18］李凯.CACA胃癌整合诊治指南（精简版）［J］.中国肿瘤临床，2022，49（14）：703-710.

［19］郝新，樊蓉，侯金林.原发性肝癌高危人群的早期预警和精准筛查［J］.临床肝胆病杂志，2022，38（03）：499-504.